"四品一械"安全监管实务丛书

药品安全监管实务

主 编 梁 毅

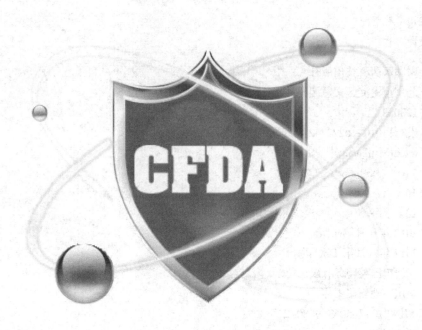

中国医药科技出版社

内 容 提 要

作为一本药品监管实务用书，本书以药品监管工作需要和对监管人员能力的要求为切入点，共分为三个部分。第一部分介绍了药品与药品监管的基础知识，概述了我国现行的药品监管体系。第二部分总体概述药品管理法的结构和内容，并从科研、生产和流通三方面分别介绍各领域内重要的监管法规。第三部分共分八小节，从科研、注册、生产、流通、医疗机构、药品不良反应、特殊药品和中药八个角度系统讲解了药品监管实务，并结合实例对相关概念进行了解析，以帮助读者更深刻地理解药品监管法律法规要求。

本书适用于从事药品监管实务的基层人士，同时也可作为药品研发、生产、使用、流通人员以及药学相关专业学生了解药品监管实务的参考用书。

图书在版编目（CIP）数据

药品安全监管实务 / 梁毅主编 . —北京：中国医药科技出版社，2017.6
（"四品一械"安全监管实务丛书）
ISBN 978-7-5067-9080-2

Ⅰ.①药… Ⅱ.①梁… Ⅲ.①药品管理—安全管理—中国 Ⅳ.① R954

中国版本图书馆 CIP 数据核字（2017）第 030203 号

美术编辑 陈君杞
版式设计 也 在

出版 中国医药科技出版社
地址 北京市海淀区文慧园北路甲 22 号
邮编 100082
电话 发行：010 – 62227427 邮购：010 – 62236938
网址 www.cmstp.com
规格 710 × 1000mm $\frac{1}{16}$
印张 15
字数 232 千字
版次 2017 年 6 月第 1 版
印次 2017 年 6 月第 1 次印刷
印刷 三河市国英印务有限公司
经销 全国各地新华书店
书号 ISBN 978-7-5067-9080-2
定价 **30.00 元**

编 委 会

前　言

　　药品是关系人的生命健康，关系国计民生，重要而又特殊的商品，药品监管必须遵循药品研发、生产等整个生命周期中所呈现的客观规律，必须正确认识这些规律、不断改革创新，才能不断提升监管科学化水平。近年来国家高度重视药品安全监管工作，推出了一系列重大改革举措，致力于完善统一、高效的食品药品安全监管机构，建立最严格的覆盖药品整个生命周期的监管制度，深化药品审评审批改革，提高药品质量与质量安全水平，推动医药产业持续健康发展，为保障公众健康打下坚实基础。

　　在这一背景下，科学监管理念应运而生，即保证安全有效是药品科学监管的核心要义，严格遵循规范是药品科学监管的基本要求，开展仿制药一致性评价是药品科学监管的必然选择，改革药品审评审批制度是为了促进药品监管更加科学，增强服务意识是药品科学监管的重要体现。

　　根据国家最新的监管要求，结合基层监管人员的实际需求，我们编写了本书。本书第一部分介绍了药品与药品监管的基础知识，概述了我国现行的药品监管体系。第二部分总体概述药品管理法的结构和内容，并从科研、生产和流通三方面分别介绍各领域内重要的监管法规。第三部分共分八小节，从科研、注册、生产、流通、医疗机构、药品不良反应、特殊药品和中药八个角度系统讲解了药品监管实务，并结合实例对相关概念进行了解析，以帮助读者更深刻地理解药品监管法律法规要求。

本书适用于从事药品监管实务的基层人员，同时也可作为药品研发、生产、使用、流通人员以及药学相关专业学生了解药品监管实务的参考用书。

由于药品监管法律法规是不断更新的，编写时的内容可能与出版时的实际规定有些差异，希望读者谅解并及时更新。因编写时间比较仓促，希望读者在阅读使用过程中能提出意见，并把这些意见反馈给我们，我们将不断改进，使读者满意。

目　录

基础知识篇

引 言

药品是关系到人们生命健康的特殊而又极其重要的商品，因此需要对其科研、生产、流通、销售、使用等环节进行监管。作为医药行业的从业者，只有对药品监管相关法律法规有了清晰的认识，才能在这个"特殊的行业"中做好本职工作，进而获取经济与社会效益。相反，如果对药品监管方面的知识不能很好掌握，非但不能取得经济利益和社会效益，甚至会违法或走上犯罪的道路，这样的事例在我们周围屡见不鲜。我国的药品监管法规伴随着我国社会经济与药学事业的发展经历着从无到有，从零散到系统的过程。药品涉及的研发、生产、流通、销售、使用等各个环节都有相关的法律法规的规制，与发达国家药品监管体系差距也在日渐缩小，为我国医药行业及其从业者的发展创造了稳定而有利的条件。

第一章　认识药品

1. 什么是药品

根据《中华人民共和国药品管理法》的规定，药品是指能用来预防、治疗、诊断人的疾病，或者能有目的地调节人的生理功能的物质（如维生素类）。简单地说，有明确的适应证，有规定的用法用量的物质就是药品。我国现行法规把药品分为三类：中药（包括饮片、中成药）、化学药品（过去称为"西药"）、生物制品（如疫苗、白蛋白、球蛋白等）。

2. 药品与保健食品有什么区别

保健食品与药品最根本的区别就在于保健食品没有确切的治疗作用，不能用作治疗疾病，只具有保健功能。现在，有些保健食品利用非法广告进行夸大宣传，号称能"包治百病"，消费者一定不要受非法虚假广告的欺骗，有病要及时到医院就诊，以免耽误正常治疗、加重病情。

3. 怎样区别药品和保健食品

最简单的办法是通过包装盒上的批准文号进行鉴别，药品的批准文号开头为"国药准字"，保健品的批准文号开头为"国食健字"或"卫食健字"。

当决定购买药品或保健食品时一定要先看准"批准文号"，千万不要购买没有批准文号的产品，以免上当受骗。

4. 什么是处方药

处方药是必须凭医师处方才可调配、购买和使用的药品。处方药的适应证大都是一些复杂而严重的疾病，患者难以自我判断、自我药疗。例如，所有的注射剂和抗生素均属于处方药。在处方药的包装盒、药品外标签、药品说明书上，可以清晰地看到"凭医师处方销售、购买和使用"的忠告语。

5. 什么是非处方药

非处方药均来自处方药，它一般是经过长期应用、疗效肯定、服用方便、质量稳定、非医疗专业人员也能安全使用的药物。非处方药在美国被称为"可在柜台上买到的药品（over the counter，简称OTC）"，后成为全球通用的俗称。

6. 怎样识别非处方药

（1）非处方药包装盒的右上角必须印有国家指定的非处方药专有标识——OTC。

（2）每一种非处方药都要将其相应的忠告语由生产企业醒目地印制在药品包装或药品使用说明书上。通用的忠告语为："请仔细阅读药品使用说明书并按说明书使用或在药师指导下购买和使用"。

（3）非处方药又分甲类和乙类两种。甲类非处方药需在药师指导下购买使用。甲类非处方药的标识为红色；乙类非处方药的标识为绿色。

7. 什么是具有双重身份的非处方药

为了保障广大人民群众用药安全有效，按照国际通行的管理办法，我国建立了处方药和非处方药分类管理制度。处方药和非处方药是管理上的界定，而不是药品的本质属性。有些药物既是非处方药又是处方药，只是作为非处方药时适应证有限制，服用剂量较小，服用天数不超过7天。区别的方法是看有无OTC标识，如西咪替丁，其药品包装盒、说明书的右上角标有椭圆形OTC标识的是非处方药。

8. 药品为什么要分为处方药和非处方药

为保证患者的用药安全，根据药品的用途、安全性、剂型、规格、给药途径的不同，药品分为处方药和非处方药。

处方药是必须由医师开处方，患者必须凭医生处方购买的药品。

非处方药是不需要凭医师处方，消费者就可以在药店购买和使用的药品。

非处方药根据安全性的不同，又划分为甲类非处方药和乙类非处方药。甲类非处方药须在药店由执业药师指导下购买和使用；而乙类非处方药，除可在药店出售外，还可在获得药品监督管理部门批准的超市、宾馆、百货商店等地点销售。

9. 药品的通用名和商品名有什么区别

通用名是国家规定的或世界通用的名称，一种药物只有一个通用名。商品名则是不同的药品生产企业为了树立自己的品牌，给自己的药品注册的名字，具有专用权。含同一种成分的药品，因生产企业不同，商品名也不同，但通用名必须是一样的。如对乙酰氨基酚为通用名，而必理通、泰诺林、百服宁等则是该药的不同商品名。通用名标示在药品说明书的首位，商品名多位于其下。患者在购买和使用药品前，除了要知道其商品名外，一定要了解其通用名，以避免重复用药而导致对身体的伤害。

10. 什么是特殊药品

特殊药品是指麻醉药品、精神药品、医疗用毒性药品及放射性药品。根据《中华人民共和国药品管理法》的规定，国家对于特殊药品的生产、流通和使用实行严格的管理。

11. 药品说明书通常包含哪些内容

药品说明书通常包括以下内容：警示语、药品名称、成分、性状、适应证、规格、用法用量、不良反应、禁忌、注意事项、孕妇及哺乳期妇女用药、儿童用药、老年人用药、药物相互作用、药理毒理、贮藏等。其中，警示语、药品名称、适应证、用法用量、禁忌、注意事项、不良反应等，这些与患者用药有关的内容，在用药前都应该认真阅读。对其中不明白的内容，建议与医生、药师讨论。从国外带回的药品或原装进口药品，其说明书由外国药品管理部门审定，内容可能和国内规定有所不同，须遵循我国规定应用。

12. 什么是药品的"剂型"与"规格"

了解药品的剂型与规格是为了确保按正确的方法和正确的剂量用药。

（1）**药品剂型** 为了治疗需要和使用方便，将药物的粉末、液体或半固体原料制成不同性状的形式，在药剂学上称为"剂型"，例如片剂、颗粒剂、胶囊剂、注射剂、软膏剂等。一种药物可以制成多种剂型，由于给药途径的不同可能产生不同的疗效。因此，我们应该根据不同的治疗目的选择适宜的剂型和给药方式。

（2）**药品规格** 药品规格是指以每片、每包或每支为单位的药物制剂内所含有效成分的量。药品规格与用药剂量密切相关。同一种药品可以有不同的规格，供不同疾病和不同年龄组的患者使用。所以，患者在使用前，必须看准药品的规格，根据用药的剂量计算出使用药品的数量。例如：某药每次应服用的剂量为100mg，而该药品的规格为每片50mg，这就需要每次服用2片，才能达到100mg的用药剂量。有时候还需要把含量大的药片掰开服用，以符合所需用的剂量。

13. 什么是国家基本药物

基本药物是世界卫生组织（WHO）在1977年提出的一个概念。通俗地说，基本药物就是相对物美价廉的常用药。国家基本药物是指由国家政府制定的《国家基本药物目录》中的药品，是从我国目前临床应用的各类药物中经过科学评价而遴选出的在同类药品中疗效肯定、不良反应小、质量稳定、价格合理、使用方便的药物。国家基本药物包括预防、诊断、治疗各类疾病的药物，品种数约占现有上市药品品种数的40%~50%。《国家基本药物目录》的遴选原则是"临床必需、安全有效、价格合理、使用方便、中西药并重"。凡列入《国家基本药物目录》的品种，国家要按需求保证供应。《国家基本药物目录》随着药物的发展和防病治病的需要不断补充和修订。政府办基层医疗卫生机构全部配备和使用基本药物，按实际进价销售，不再加价，即实行零差率销售；其他各类医疗机构也都必须按规定使用基本药物。

《国家基本药物目录·基层医疗卫生机构配备使用部分（2012版）》包括化学药品和生物制品、中成药、中药饮片。化学药品和生物制品317个品种，中成药203个品种，共520个品种；颁布国家药品标准的中药饮片纳入国家基本药物目录。

14. 在基层医疗卫生机构就医，患者只能用基本药物吗

在基层医疗卫生机构就医，医疗机构应优先和合理使用基本药物，但确因病情需要，患者可以使用基层医疗卫生机构开具的处方外购药品。

15. 基本药物是价格便宜、质量低、疗效差的药吗

基本药物是预防、治疗和诊断疾病的首选药物，基本覆盖了常见病、多发病的治疗需要。这些药物是专家根据防治必需、安全有效、价廉质优的原则结合国情和国际经验遴选出来的，绝不是质量低、没有效果的药物。

16. 如何识别药品和非药品

首先要看清批准文号。正规药品包装盒上均印有国家食品药品监督管理总局批准的药品批准文号。国产药品批准文号格式为："国药准字 +1 位字母（H、Z、S、J）+8 位数字"，其中 H 代表化学药品，Z 代表中药，S 代表生物制品，J 代表进口药品分包装，如"国药准字 Z11020361"；进口药品必须要有进口药品注册证号，格式为："H（Z、S）+4 位年号 +4 位顺序号"，其中 H 代表化学药品，Z 代表中药，S 代表生物制品，如"H20111029"。进口药品标签上必须用中文简体注明药品名称、成分、注册证号等事项，未注明中文或仅有外文说明的，均为未经我国批准进口或假冒的药品。正规药品的批准文号，均可通过登录国家食品药品监督管理总局网站 www.sfda.gov.cn 的药品基础数据库进行查询。

其次要看清药品存放位置。正规零售药店均设置有非药品专柜或专区，非药品必须放置在非药品专柜或专区内销售，消费者可以根据药品存放位置判断所购买的产品是否为药品。

另外要注意购买渠道。应该到正规的医疗机构和药店购买药品，并保存好药品包装、说明书和销售凭证。切不可到无《医疗机构许可证》的诊所或无《药品经营许可证》的药店购药。警惕打着免费讲课、赠药、免费试用、义诊的招牌推销非药品或药品的骗局，更不要轻易相信网络或媒体发布的虚假广告而邮购药品。

17. 什么是医院制剂

医院制剂的专业术语应该为医疗机构制剂，是指医疗机构根据本单位需要经批准而配制、自用的固定处方制剂。应当是市场上没有供应的品种。街头巷尾卖的黑膏药不属于医疗机构制剂范畴。

18. 如何判断某种医院制剂是否为合法配制

主要看是否经过省、自治区、直辖市食品药品监督管理局审批并取得医疗机构制剂批准文号，批准文号格式为：X 药制字 H（Z）+4 位年号 14 位流水号。X 为省、自治区、直辖市简称，H 代表化学制剂，Z 代表中药制剂。

第二章 安全用药常识

1. 到药店购买药品时应注意什么

到药店买药要注意以下几点。

（1）到合法的药店买药。合法的药店是经过药品监督管理部门（市场监督管理部门）批准的，药店内都悬挂有《药品经营许可证》和《营业执照》。

（2）如果知道买哪种药，可直接说出药品名称，如果不知道应该买哪种药，请向店内的执业药师说明买药的目的：是自己用，还是给孩子或老人买药，治疗什么疾病。

（3）购买处方药时必须凭医师处方购买和使用，没有医师处方，药店为了患者的用药安全不能销售处方药。

（4）购买非处方药时，应对患者的病情有明确的了解，如曾用过什么药品，用药的效果如何，有无过敏史。

（5）在决定购买某种药品之前，应仔细阅读药品使用说明书，看是否对症，如果对说明书内容不明白，可以向店内的执业药师咨询，以免买错药、用错药。

（6）买药时，要仔细查看药品包装上的生产日期、有效期等内容，不要买过期药品。

（7）买药后要保管好购药的凭证，如购药小票或发票，万一药品质量出现问题，购药凭证是投诉、索赔、维护自己权益的重要凭据。

2. 为什么要了解药品的适应证

适应证，中药称"功能与主治"，内容包括药品所能治疗的病症。购买非处方药的患者可以自我判断病情，也可在药师的帮助下对照药品适应证选择、使用药品。使用处方药的患者，用药之前也可以对照适应证栏目了解自己所患疾病是否与说明书上适应证中列出的疾病或症状相符合。如有疑问，应及时咨询医生或药师，以避免错误用药。

3. 为什么要了解药品的用法用量

药品说明书中的药品用量通常是指成人（16~65岁）剂量，药品的剂量与疗效紧密相关，用药一定要掌握正确的用量，才能获得最佳的治疗效果。药品的使用方法包括给药途径和用药次数，给药途径主要是根据每个药品不同的剂型而决定的，分别注明为口服、注射、外用等。其次要记好用药的次数和用药间隔时间，保证按时服药。

4. 为什么要按次、按量用药

每日用药次数是由药物从人体排泄的快慢所决定的。排泄快的药物，每日给药次数就多；排泄慢的药物，每日给药次数就少。因此，有些药物每日给药3~4次，而有些药物每日给药1~2次。患者不能随意增加或减少给药次数，否则，会因给药次数过多导致药物在体内蓄积产生毒性反应，或因给药次数过少、药物用量不够而降低疗效。药品说明书中标示的用量是通过试验得出的结果。剂量过小，没有明显治疗效果；剂量过大，会产生毒性反应。所以，一定要按照药品说明书中标示的剂量范围用药。

5. 注意非处方药的用法用量

为了使广大患者更好地理解和掌握药物的使用方法，避免过量服用的危害，非处方药（OTC）的用量用片、丸、支等明确的单位表达，而不使用0.5g、10ml等用量单位。另外，每一种非处方药都有规定的疗程。如止咳药限用1周，当服用1周后症状还没有明显改善时，就应该去看医生。又如解热镇痛药用于解热时限用3天，若3天之后体温还没有恢复正常，则意味着病情较为严重和复杂，患者必须去医院接受进一步检查；用于止痛时限用5天，若服药5天后症状仍不缓解，应马上咨询医生。

6. 怎样理解药品说明书中的"慎用"和"禁忌"

（1）慎用 一般在药品说明书的"注意事项"内，会有哪类人群慎用此药的提示。慎用是指该药品不一定不能使用，而应该在权衡利弊后谨慎使用，患者用药后应注意密切观察，一旦出现不良反应要立即停药。

（2）禁忌 是指禁止使用。某些患者使用该药品可能会发生明显的危害。说明书中列出的禁止使用该药品的人群、生理状态、疾病状况，伴随的其他治疗、合并用药等提示，均应严格遵守。

7. 当药品说明书和医生医嘱不一致时，以什么为准

药品说明书是指导医生正确处方、指导患者正确用药的重要资料，是经国家认定具有法律效力的。原则上，临床医生应按照药品说明书的规定使用药物，但有时候，也会发现医生开出的医嘱可能与药品说明书不一致的情况。

"药品说明书之外的用法"在当前药物治疗中发挥着重要的作用，它的存在，在一定程度上是合理的。药品的使用方法是在实践中不断发展的，而说明书不一定能非常及时地更新，因此不一定代表该药物目前的治疗信息。只要是医生通过临床实践、专业讨论或文献报道，证实了"药品说明书之外的用法"是合理的，就应该遵从医嘱。其实，不论是按说明书，还是遵从医嘱，作为患者，都应养成阅读说明书的习惯，当发现两者不一致时，首先应向医生咨询。如果医生能够解释这是特殊的用法并表示对此负责，则可遵医嘱，因为医生是有法律义务对其医疗行为负责的。

8. 为什么要掌握正确的用药方法

每一种药品的用药方法都是为了发挥最佳疗效而确定的。如硝酸甘油片必须舌下含服，经舌下黏膜吸收，才能迅速发挥药效而缓解心绞痛，挽救生命；如口服则作用慢，药效降低，会错过最佳治疗时机，给冠心病患者带来不可挽回的严重后果。因此，患者必须掌握正确的用药方法，才能保证用药有效、合理、安全。

9. 怎样正确服用口服药物

目前，八成以上的药物是通过口服途径摄取的，包括片剂、胶囊剂、颗粒剂、糖浆剂、丸剂、口服液等。正确服用口服药物的方法如下。

（1）洗净双手，倒一杯温开水；

（2）先喝一口水，润湿喉咙和食管；

（3）把药含入口中，再抿一口水，像平时咽东西一样把药咽下，紧接着多喝几口水；

（4）服药后不要马上躺下，最好站立或走动1分钟，以便药物完全进入胃里。

10. 胶囊可以打开吃吗

一些患者喜欢将胶囊打开口服，认为这样起效快，或者能避免胶囊壳对胃肠的损伤。这种服药方法是不正确的，甚至是有害的。有的胶囊是具有肠溶性质的，可以使药物免遭胃酸的破坏，保证药物在肠道顺利吸收而发挥治疗作用，如果把胶囊打开服用，会导致药物被胃酸破坏而失效；还有的胶囊是为了掩盖药物的特殊气味或苦味，增加患者服药的舒适度。因此，如果没有特殊注明，胶囊一定不能打开服用。

11. 各种片剂的服用方法是什么

普通片：应用广，最为常见。一般整片服用，可掰开服用，有时可研碎服用。

糖衣片：指在普通片外包上糖衣膜的片剂。目的是消除异味、防潮、避光等以增加稳定性。应整片服用，有破碎时不应服用。

薄膜衣片：指在普通片外包上一层比较稳定的高分子聚合物的薄膜。作用是防潮、避光、隔绝空气、增加稳定性、掩盖药物的不良味道。普通薄膜衣片一般应整片服用，确有必要时可掰开服用。

肠溶衣片：指在普通片上包上肠溶衣膜的片剂。主要是避免胃液的破坏或减少对胃黏膜的刺激。应整片服用，有破碎时不应服用。

缓释片：用适宜的方法制成，能使药物缓慢释放的一类片剂。具有血药浓度平稳、服药次数少、治疗作用时间长等特点。一般应整片服用。

控释片：用先进的制药技术加工而成，能使药物缓慢、均匀、恒速地释放到体内的一类片剂。具有药物释放平稳、不良反应少、药物作用时间长和服药次数少等特点。一般应整片服用。

泡腾片：指含有泡腾崩解剂，遇水可产生气体而呈泡腾状的片剂。有口服和外用两种，口服应先加水溶化后服用，外用可直接放入用药部位。

咀嚼片：指应在口中嚼碎后咽下的片剂。目的是加速药物溶出，提高药效。

口含片：是指在口腔或颊黏膜内缓缓溶解而不吞下的片剂。多用于口腔和咽喉部疾患。服用时应含在口腔或颊黏膜内，使其缓缓溶解，而不是吞下。紧急时可以嚼碎，但不要随唾液咽下，更不可整片吞下。

舌下片：是指舌下含服的片剂。目的是使药物由舌下黏膜直接吸收，起到速效的作用并防止胃液对药物的破坏等。服用时将药物放在舌下含服，不要随唾液咽下，更不可整片吞下。

12. 如何正确服用滴丸

滴丸是一种较新颖的中成药剂型，外观为一种固体，在体液中随着基质的溶解，使药物迅速以分子或微粒释放出来，被人体迅速而完全的吸收，具有高效、速效的功能。主要供口服用，亦可供外用和局部如眼、耳、鼻、直肠、阴道等使用。

滴丸剂一般多用于病情急重者，如冠心病、心绞痛、咳嗽、急慢性支气管炎等。服用中药滴丸时应注意：①按照药品说明书或医嘱用法用量，剂量不能过大；②宜以少量温开水送服，或直接含于舌下；③服后宜休息片刻，一般掌握在10分钟左右；④滴丸在保存时不宜受热。

13. 怎样正确理解一日服药几次

药品说明书上写着"一日3次",是指24小时平均分为3段,即每8小时服药1次,而不是随早中晚餐时间服用3次。如果严格做到每8小时服药一次有困难的话,也应尽量使服药时间间隔最大可能地均衡。同理,一日2次即指每12小时服用一次;一日4次则要求6小时服用一次;一日1次则应固定在每天同一时间服用。

14. 不同用药的时间是怎样规定的

空腹服:清晨或饭前1小时,或饭后2小时服。

饭前服:进餐前30分钟服。

饭时服:吃饭时和食物一起服,或餐前片刻或餐后即服。

饭后服:进餐后15~30分钟服。

睡前服:睡前15~30分钟服。

定时服:间隔一定时间用药,如每6小时1次。

必要时服:急病发作时服。

顿服:将一天的用药量一次服下。

特殊时间服:按医生要求的时间服,没有指明服药时间,饭前、饭后服均可。

15. 服药时为何不宜饮酒

酒中含有乙醇。乙醇除了加速某些药物在体内的代谢转化、降低疗效外,也能诱发药品不良反应。长期饮酒可能引起肝功能损伤,影响肝脏对药物的代谢功能,使许多药品的不良反应增加。特别是服药时饮酒,可使消化道扩张,增加药物吸收,从而易引起不良反应。因此,服药时不宜饮酒。

16. 吃哪些药时不能饮酒?

总体上,药与酒的相互作用结果有两种:一是降低药效,二是增加药品的不良反应。

(1)服用抗痛风药别嘌醇同时饮酒,会降低药效,影响其抑制尿酸生成的作用。

(2)服用抗癫痫药苯妥英钠,饮酒会使药效迅速消失,大大降低治疗作用,对发作不易控制。

(3)服用降压药利血平、复方利血平、复方双肼屈嗪期间饮酒,非但不降压,反而可使血压急剧升高,导致高血压脑病、心肌梗死。

（4）酒可使维生素 B_1、维生素 B_2、烟酸、地高辛、甲地高辛的吸收明显减少。

（5）酒可使平喘药茶碱的吸收率增加，还可使茶碱缓释片中的缓释剂溶解，而失去缓释作用，使药效的持续时间缩短。

（6）应用抗癫痫药卡马西平时应避免饮酒，因为其可降低患者对药品的耐受性。

（7）服用巴比妥类药物时饮酒，则可增强巴比妥类药物的中枢抑制作用造成危害。

（8）有些药物能加重乙醇对人体的损伤。如雷尼替丁可减少胃液分泌，加重乙醇对胃黏膜的损害；甲硝唑可抑制乙醛脱氢酶的活性，加重乙醇的中毒反应。

17. 服用哪些药物时宜多喝水

（1）平喘药　服用茶碱或茶碱控释片、氨茶碱、胆茶碱、二羟丙茶碱等，由于其具有利尿作用，使尿量增加多而易致脱水，出现口干、多尿或心悸；同时哮喘者又往往同时伴有血容量较低。因此，宜注意适量补充液体，多喝白开水或橘汁。

（2）利胆药　利胆药能促进胆汁分泌和排出，有助于排出胆道内的泥沙样结石和胆结石术后少量的残留结石。因此，服用期应尽量多喝水。

（3）双膦酸盐　双膦酸盐对食管有刺激性，其中阿仑膦酸钠、羟乙膦酸钠、丙氨膦酸二钠、氯屈膦酸钠在用于治疗高钙血症时，可致电解质紊乱和水丢失，故应注意补充液体，使一日尿量达 2000ml 以上。同时嘱咐患者在服药后不宜立即平卧，需站立 30 分钟。

（4）抗痛风药　应用排尿酸药苯溴马隆、丙磺舒、别嘌醇时应多饮水，使一日尿量在 2000ml 以上，同时应碱化尿液，以防止尿酸在泌尿道沉积形成结石。

（5）排尿结石药　服用中成药排石汤、排石冲剂或西药消石素、消石灵后，都宜多饮水，保持一日尿量在 3000ml 左右，以冲洗尿道，减少尿盐沉淀的机会。

（6）磺胺药　本类药在尿液中的浓度高，可形成结晶性沉淀，易发生尿路刺激和阻塞现象，出现结晶尿、血尿、疼痛和尿闭。在服用磺胺嘧啶、磺胺甲噁唑和复方磺胺甲噁唑（复方新诺明）后宜大量饮水，以尿液冲走结晶，有条件的话可加服碳酸氢钠（小苏打）以碱化尿液，促使结晶的溶解度提高，利于排出。

（7）氨基糖苷类抗生素（链霉素、庆大霉素、卡那霉素）对肾脏的毒性大，虽在肠道不吸收或吸收甚微，但多数在肾脏经肾小球滤过，尿液中浓度高，浓度越高对肾小管的损害越大，宜多喝水以稀释并加快药的排泄。

18. 吃哪些药时不能喝茶

茶叶中含有大量的鞣酸、咖啡因、儿茶酚、茶碱，其中鞣酸能与多种含金属离子药如钙（乳酸钙、葡萄糖酸钙）、铁（硫酸亚铁、乳酸亚铁、葡萄糖酸亚铁、琥珀酸亚铁）、钴（氯化钴、维生素 B_{12}）、铋（乐得胃、迪乐）、铝（氢氧化铝、硫糖铝）结合而发生沉淀，从而影响药品的吸收。

茶叶中的鞣酸，能与胃蛋白酶、胰酶、淀粉酶、乳酶生中的蛋白结合，使酶或益生菌失去活性，减弱助消化药效。鞣酸与四环素（胍甲环素、米诺环素、多西环素）、大环内酯类抗生素（螺旋霉素、麦迪霉素、交沙霉素、罗红霉素、阿奇霉素）相结合而影响抗菌活性；反之四环素、大环内酯抗生素同时也可抑制茶碱的代谢，增加茶碱的毒性，常致恶心、呕吐等不良反应，因此服用上述两类抗生素时不宜饮茶。另外，鞣酸也可与生物碱（麻黄碱、硫酸阿托品、可待因、奎宁）、苷类（洋地黄、地高辛、人参、黄芩）相互结合而形成沉淀。

茶叶中的咖啡因与助眠药（苯巴比妥、司可巴比妥、佐匹克隆、地西泮、硝西泮、水合氯醛）的作用相拮抗；服用抗结核药利福平时不可喝茶，以免妨碍其吸收；茶叶中的茶碱可降低阿司匹林的镇痛作用。浓茶中的咖啡因和茶碱能兴奋中枢神经，加快心率，不但加重心脏负担，且易引起失眠，与抗心律失常药的作用相悖。

19. 哪些患者及吃哪些药时不宜饮咖啡

（1）咖啡中含有咖啡因，可提高人体的灵敏度，加速新陈代谢，改善精神状态，促进消化功能。但咖啡因易与人体内游离的钙结合，随后以结合物由尿液中排出体外，因此，长期饮用会致缺钙，诱发骨质疏松症。

（2）过量饮用咖啡，可致人体过度兴奋，出现紧张、失眠、心悸、目眩、四肢颤抖等；对长期饮用者一旦停饮，容易出现大脑高度抑制，表现为血压下降、头痛、狂躁、抑郁等。

（3）咖啡因易与维生素 B_1 结合，引起维生素 B 缺乏症。

（4）咖啡可刺激胃液和胃酸的分泌，对有胃溃疡或胃酸过多的人不宜饮用。

（5）咖啡可兴奋中枢神经，可拮抗中枢镇静药、助眠药的作用，患有失眠、烦躁、高血压者不宜长期饮用。且过量饮用咖啡，也使抗感染药物的血浆浓度降低。

20. 吃哪些药时不宜吃食醋

食醋的成分为醋酸，浓度约 5%，为弱酸性，若与碱性药（碳酸氢钠、碳酸钙、氢氧化铝、红霉素、胰酶）及中性药同服，可发生酸碱中和反应，使药品失效。

（1）磺胺药不宜与食醋同服。因前者在酸性条件下，溶解度降低，可在尿道中形成磺胺结晶，对尿路产生刺激，出现尿闭和血尿。

（2）氨基糖苷类抗生素不宜与食醋同服。应用氨基糖苷类抗生素（链霉素、庆大霉素、卡那霉素、奈替米星、阿米卡星）时应使尿液呈碱性，其目的：一是抗生素在碱性的环境下抗菌活性增加，二是此类抗生素对肾的毒性大，在碱性中可避免解离，并宜多喝水并加快药的排泄。但食醋正与此相反。

（3）服用抗痛风药时不宜多食醋，宜同时服用碳酸氢钠，以减少药物对胃肠的刺激和利于尿酸的排泄。

21. 吃哪些药时不宜多吃盐与酱油

盐的成分是氯化钠，对药效和某些疾病有一定的影响，正常人的体内总钠量为 150g，维持血液的容量和渗透压，但吃菜过咸或摄入盐量过多，既可增加体内血容量，使血压升高，又可诱发高钠血症。同时食盐过多可影响到两类药的效果：一是由于盐的渗透压的作用可使血容量增加，促发充血性心力衰竭或高血压，影响降压药的效果；二是食盐过多导致尿量减少，使利尿药的效果降低。因此，对有肾炎、风湿病伴有心脏损害、高血压患者，要严格限制食盐的摄取，建议一日的摄入量在 6g 以下。

酱油一般以大豆制成，其中含大量的钙、镁等金属离子，因而在服用四环素、氟喹诺酮类抗菌药时，多食酱油容易形成的金属络合物不被胃肠道吸收，降低其抗菌效果。当与抗结核药同服时，也有此类现象。

22. 吃哪些药时不宜或宜食用鱼虾

（1）治疗帕金森病口服左旋多巴时，宜少吃鱼虾等高蛋白食物，因为高蛋白食物在肠内产生大量的阻碍左旋多巴吸收的氨基酸，使药效降低。

（2）服用抗结核药异烟肼时，不宜进食鱼虾，因为药品可干扰鱼类所含蛋白质的分解，使中间产物酪胺在人体内积聚，发生中毒，出现头痛、头晕、皮肤潮红、心悸、肿胀、麻木等症。

（3）在服用肾上腺皮质激素治疗风湿或类风湿性关节炎时，宜吃高蛋白鱼虾等食物，因为皮质激素可加速体内蛋白质的分解，并抑制蛋白质的合成，适当补充高蛋白食物，可防止体内因蛋白质不足而继发其他病变。

23. 吃哪些药时不宜吸烟

吸烟能影响药品的吸收、作用和药效。

（1）烟草中含有大量的多环芳香烃类化合物，可增加人体肝脏中药酶的活性，加快对药品的代谢速度。如吸烟者服用安眠药地西泮（安定）、氯氮䓬（利眠宁）时，其血浆浓度和疗效均降低。又如服用西咪替丁治疗胃溃疡的患者，吸烟可延缓溃疡的愈合，而加重出血。

（2）吸烟可破坏维生素C的结构，使血液中维生素C的浓度降低。

（3）烟草中的烟碱可降低呋噻米的利尿作用；并增加氨茶碱的排泄，使其平喘作用减退和维持时间缩短。

（4）吸烟可使人对麻醉药、镇痛药、安定药、镇静药和安眠药的敏感性降低，药效变差，需要加大剂量来维持；同时降低抗精神病药氯丙嗪（冬眠灵）的作用，使患者易出现头昏、困倦、疲乏等不良反应。

（5）吸烟可促使儿茶酚胺释放，减少皮肤对胰岛素的吸收，降低胰岛素的作用。

24. 使用安眠药应注意哪些问题

镇静催眠药（安眠药）的作用随剂量不同而异。小剂量时产生镇静作用，中等剂量时可引起近似生理性睡眠，大剂量时则产生麻醉、抗惊厥作用。安眠药在临床上使用相当普遍，在使用时应注意以下问题。

（1）安眠药的品种较多，各有特点，应根据不同的情况选择适宜的安眠药。不可简单地认为安眠药就是使人能睡好觉，而随随便便使用，应该由医生掌握使用的品种和剂量。

（2）一般情况下以服用一种安眠药为佳，以避免或减少安眠药的副作用。

（3）剂量要小，在能保证睡眠情况下，最好选用最小剂量。

（4）要讲究服药方法。长期使用时应不断更换品种，这样既可以提高睡眠质量，又可避免对安眠药产生的耐药性和依赖性。在大脑皮层高度兴奋状态下，不要立即服用安眠药，否则，不仅未能起到催眠作用，反而会更加兴奋。如夜间醒来需再服安眠药，最好选快速短效安眠药。如时已近清晨，不可再加服安眠药，以免发生白天镇静作用，影响正常的工作与生活。

（5）要时刻注意可能产生的副作用。有肝肾功能障碍或智力障碍者应慎用安眠药，长期使用者也应定期检查肝肾功能情况。

（6）不可突然停药。对长期使用安眠药的患者，应逐渐减量，而后再停用，以免发生戒断综合征。

（7）避免饮酒。乙醇可增加安眠药对中枢神经系统的影响，因此不要在服用安眠药期间饮酒。

25. 如何正确使用软膏剂（或乳膏剂）

软膏剂是指药物与适宜基质混合制成的半固体外用制剂。乳膏剂又称霜剂。

外用软膏和乳膏剂时宜注意：①涂敷前先将皮肤清洗干净。②对有破损、溃烂、渗出的部位不要涂敷。如急性湿疹，在渗出期采用湿敷方法可收到显著的疗效，若用软膏反可使炎症加剧、渗出增加。③涂敷部位若有烧灼或瘙痒、发红、肿胀、出疹等反应，应立即停药，并将局部药物洗净。④部分药物（尿素）涂后采用封包（即用塑料膜、胶布包裹皮肤）可显著地提高角质层的含水量，含水量可由 15% 增至 50%，既增加药的吸收，亦可提高疗效。⑤涂敷后轻轻按摩可提高疗效。⑥不要涂在口腔、眼结膜等部位。

26. 如何正确使用滴眼剂

滴眼剂是指药物制成供滴眼用的灭菌澄明溶液或混悬液。

（1）用时先要核对药品名称、浓度，尤其对散瞳、缩瞳药更应谨慎；继而检查药液澄明度、色泽，如发现有异物、浑浊可丢弃不用。对未开封的塑料瓶装滴眼剂，瓶头要用经酒精棉球擦过的剪刀开一小口，防止污染瓶口。如滴眼液是混悬剂，则滴前需摇匀。

（2）应用滴眼剂前宜作好准备：保持仰卧位或坐位，头略后仰；左手取一干棉球置于下眼睑处，并轻轻拉下，以露出下穹隆部，右手滴一滴眼药于下穹隆部结膜囊内后，轻提上眼睑覆盖眼球，使药液充满整个结膜囊内。

（3）以干棉球拭去溢出的眼药水，闭眼休息 1~2 分钟。

（4）滴药时不可距眼太近，以离眼睑 2~3cm 的距离最为适宜，勿使滴管口碰及眼睑或睫毛，以免污染。

（5）一般先滴右眼后左眼，如左眼病较轻，应先左后右，以免交叉感染。如数种药品同用，前后间须稍有间歇。

（6）如滴眼剂与眼膏剂同时用，应先滴药水，后涂眼膏。

27. 如何正确使用眼膏剂

眼膏剂是指在无菌状态下，用经灭菌的药物与软膏基质均匀配制而成的软膏，供眼部使用。

使用眼膏剂时，宜按下列步骤：①清洁双手，用消毒的剪刀剪开眼膏管口；②头部后仰，眼往上望，用食指轻轻将下眼睑拉开成一袋状；③压挤眼膏剂尾部，使眼膏成线状溢出，将约 1cm 长的眼膏挤进下眼袋内（如眼膏为盒装，将药膏抹在玻璃棒上涂敷下眼睑内），轻轻按摩 2~3 分钟以增加疗效，但注意不要使眼膏管口直接接触眼或眼睑；④眨眼数次，力使眼膏分布均匀，再闭眼休息 2 分钟；⑤用脱脂棉擦去眼外多余的药膏，盖好管帽；⑥多次开管和连续使用超过 1 个月的眼膏不能再用。

28. 如何正确使用滴耳剂

滴耳剂是指供滴入耳腔内的外用制剂，主要用于耳道感染或疾患。如耳聋或耳部不通，不宜应用，另对耳膜穿孔者也不要使用滴耳剂。使用滴耳剂时，宜按下列步骤：①将滴耳剂的温度捂热以接近体温；②使头部微向一侧，患耳朝上，抓住耳垂轻轻拉向后上方使耳道变直，一般 1 次滴入 5~10 滴，1 日 2 次或参阅药品说明书的剂量；③滴后休息 5 分钟，更换另耳；④滴耳后用少许药棉塞住耳道；⑤注意观察滴耳后是否有刺痛或烧灼感；⑥连续用药 3 日患耳仍然疼痛，应停止用药，并向执业医师或执业药师咨询。

29. 如何正确使用滴鼻剂

滴鼻剂是指专供滴入鼻腔用的液体制剂（含中药）。

使用滴耳剂时，宜按下列步骤：①滴鼻前先呼气；②头部向后仰依靠椅背，或仰卧于床上，肩部放一枕头，使头部后仰；③对准鼻孔，瓶壁不要接触到鼻黏膜，一次滴入 2~3 滴，儿童 1~2 滴，一日 3~4 次或每次间隔 4~6 小时；④滴后保持仰位 1 分钟，再坐直，用嘴呼吸；⑤如滴鼻液流入口腔，可将其吐出；⑥过度频繁或延长使用时间可引起鼻塞症状的反复。连续用药 3 日以上，症状未减轻应向执业医师咨询；⑦严格掌握用量，尤其是含有毒性药品的滴鼻剂应注意不得过量，以免引起中毒。

30. 如何正确使用阴道栓

女性的阴道上端连于子宫，下端以阴道口开口于阴道前庭，长 18~24cm，极易受病原微生物的侵袭，发生真菌性、滴虫性或细菌性阴道炎。阴道栓是一种外观类似球形、卵形或鸭嘴形供塞入阴道的固体，重量一般为 3~5g，熔点与体温接近。

应用阴道栓时宜注意：①洗净双手，除去栓剂外封物。如栓剂太软，则应将其带着外包装放在冰箱的冷冻室或冰水中冷却片刻，使其变硬，然后除去外封物，用清水或润滑剂涂在栓剂的尖端部；②患者仰卧床上，双膝屈起并分开，露出会阴部，将栓剂尖端部向阴道口塞入，并用手以向下、向前的方向轻轻推入阴道深处。置入栓剂后患者应合拢双腿，保持仰卧姿势约20分钟；③在给药后1~2小时内尽量不排尿，以免影响药效；④最好在临睡前给药，以使药物充分吸收，并防止药栓遇热溶解后外流。月经期停用，有过敏史者慎用。

31. 如何正确使用肛门栓

肛门栓是一种外观似圆锥形或鱼雷形的固体，熔点与体温接近，塞入肛门后能迅速熔化、软化或溶解，产生局部和全身的治疗作用。应用时按下列步骤进行。

（1）在夏季，炎热的天气会使栓剂变得松软而不易使用，应用前宜将其置入冰水或冰箱中10~20分钟，待其基质变硬。

（2）剥去栓剂外裹的铝箔或聚乙烯膜，在栓剂的顶端蘸少许凡士林、植物油或润滑油。

（3）塞入时患者取侧卧位，小腿伸直，大腿向前屈曲，贴着腹部；儿童可趴伏在成人的腿上。

（4）放松肛门，把栓剂的尖端向肛门插入，并用手指缓缓推进，深度距肛门口幼儿约2cm，成人约3cm，合拢双腿并保持侧卧姿势15分钟，以防栓剂被压出。

（5）尽量在用药后1~2小时不排大便。

（6）有条件的话，在肛门外塞一点脱脂棉或纸巾，以防基质熔化漏出而污染被褥。

32. 别人的用药经验能随意照搬吗

"久病成良医"，许多人对这一说法深信不疑，常常按别人的经验"依葫芦画瓢"地用药。这样一旦用错药，不但治疗无效，还有可能贻误病情，危害身体。各种疾病都有其特殊性，同一种疾病可能有不同症状，相同症状也可能由不同疾病引起。生病后不及时去医院就诊，而是借用别人的经验盲目用药，若使用不当，便可能导致疾病长时间不能痊愈甚至恶化。另外，每个人的体质不同，用药品种和剂量也不一样，尤其是老年人、妇女和儿童的体质较为特殊，病情容易变化，更应该及时到医院就诊，听从医生或药师的专业建议，使疾病早日痊愈。

33. 打针好还是吃药好

吃药：方便但有局限。

药物进入人体最常用的给药方式要属口服给药，普通的口服药片、胶囊、口服液等都是通过口腔，经食管进入胃肠而发挥药效。口服药物的好处在于它可以方便地服用，不像注射药、栓剂等，除了给药的麻烦外，还会给患者带来一定的痛苦。

口服的药品进入全身血液循环以前，会先经过胃肠道中消化液的破坏及黏膜、肝脏中酶的破坏，有些药物甚至会被破坏一大半以上，被称为"首过效应"，有些药物的"首过效应"甚至会使药物无效，而只能采取静脉注射等方式，如大家熟悉的糖尿病治疗药物胰岛素，就是因为"首过效应"较严重，而多采用注射方式。

打针：疗效与风险并存。

尽管如今科技发展，口服药的发展极为迅速，品种繁多，但就药物的起效速度而言，还当属注射给药。注射给药，药物立即进入血液，没有首过效应的影响，起效比口服迅速，比如急救药就多是注射给药。

静脉注射给药就是俗称的"打吊针"，不需要经过口服药物的崩散、溶解、吸收等步骤，直接进入血液循环，是产生药效最快的给药方式，但是危险性也相对较高。消毒不严，操作不当以及滴速过快等都会引起输液不良反应。

肌内注射则是药物从肌肉层慢慢进入血液，血管越丰富的部位药物吸收就越快，而皮下注射则是药物从皮下组织到达血液。

合理选择用药方式除了打针、吃药外，药物进入人体的途径还有很多，一些不同剂型的药品会通过各种不同的途径进入人体发挥药效。

34. 哪些情况必须注射给药

一般有以下情况者需注射给药，如吞咽困难，存在明显的吸收障碍（如呕吐、严重腹泻、胃肠道病变）或潜在的吸收障碍；口服明显降低生物利用度的药物，没有合适的口服剂型；或者通过口服给药不易达到有效治疗浓度，或疾病严重、病情进展迅速、需要紧急处理等情况。

35. 针剂可以口服吗

不可以！因针剂在注射时会引起局部疼痛，于是有些患者把针剂改为口服。他们认为这些药品既然可以直接注入机体组织或血管，口服就更没有问题了。这种想法是错误的。

（1）很多药物之所以制成针剂使用，是因为这些药物在消化道内不稳定，易被破坏失效或吸收不好而达不到有效血药浓度。例如：青霉素、肾上腺素等口服后会被胃肠道的消化酶破坏，庆大霉素、肝素等在胃肠道内不易被吸收。

（2）有些药物对胃肠道有强烈刺激作用，口服后会引起恶心、呕吐等反应。

（3）有的药物口服与注射给药的作用完全不同。如硫酸镁口服有导泻作用，而注射则有镇静和抗惊厥作用，切不可互换。

（4）有些针剂的溶媒不是注射用水，而是乙醇，甘油、丙二醇、聚乙二醇或其他化学溶剂，对胃肠道有刺激作用，不能口服。

（5）针剂的剂量比口服片剂大很多倍，不宜掌握，且价格相差 10 多倍，造成浪费。

（6）有些针剂注射时需做皮试，如随意口服可能会引起致命的过敏性休克。

因此，为了科学、安全、合理、有效、经济地用药，切不可随便将针剂改为口服使用。

第三章 药品监管与立法

在我国药品行业的从业者，无论是药品研发部门，还是生产、经营企业，亦或是医疗机构等，都会不可避免地与政府药品监督管理机构产生联系，无论是企业的开办、行为的许可等事项都要受到药品监督管理机构的约束，要处理好这些关系，就需要对我国药品监督管理机构的职能与运作机制有必要的了解。本章的主要内容就我国药品监督管理机构的职能与运行以及所依托药事监管的基本法规做一介绍。

一、我国药品监管组织机构

药品行政监督管理机构与技术监督管理机构共同协作，依据法律法规的授权，按照法定的程序和标准，对药品、药事组织和相应从业人员进行必要的监督管理。监管的工作重点就是对药品的研制、生产、流通、使用过程中的物质对象的质量（如药品半成品、成品、原料、辅料、包装材料）以及影响物质对象质量的工作质量进行监督管理，从而保障公众用药安全，保护企业合法权益。

1. 我国现行药品监督管理体系

国家食品药品监督管理总局的组建，整合了食品安全、药监、质检、工商等部门的相应职责，实现了对食品和药品的生产、流通、消费环节的无缝监管。我国现行药品监督管理体系见图3-1。

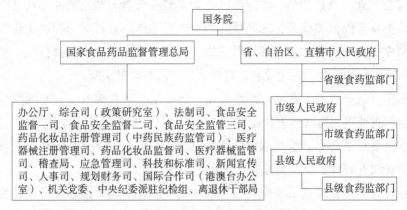

图3-1 我国现行药品监督管理机构体系

2. 我国药品监督管理行政机构

我国目前药品监督管理的行政机构主要为各级食品药品监督管理局，它是国家药品监督管理的法定主管机构，分为国家级、省级、地市级和区县级四级。另外，药品监管的行政机关还包括我国卫生行政部门、中医药管理部门、工商管理部门、发展与改革委员会等，它们协助国家食品药品监督管理总局共同实现我国药品的全面监管。

（1）国家食品药品监督管理总局　国家食品药品监督管理总局（CFDA）是我国负责药品监管的最高机构，它负责对药品的研究、生产、流通、使用进行行政监督和技术监督。同时，它还综合监督食品、保健品、化妆品的安全管理。国家食品药品监督管理总局主要职责包括以下方面。

①负责起草食品（含食品添加剂、保健食品，下同）安全、药品（含中药、民族药，下同）、医疗器械、化妆品监督管理的法律法规草案，拟订政策规划，制定部门规章，推动建立落实食品安全企业主体责任、地方人民政府负总责的机制，建立食品药品重大信息直报制度，并组织实施和监督检查，着力防范区域性、系统性食品药品安全风险。

②负责制定食品行政许可的实施办法并监督实施。建立食品安全隐患排查治理机制，制定全国食品安全检查年度计划、重大整顿治理方案并组织落实。负责建立食品安全信息统一公布制度，公布重大食品安全信息。参与制定食品安全风险监测计划、食品安全标准，根据食品安全风险监测计划开展食品安全风险监测工作。

③负责组织制定、公布《中国药典》等药品和医疗器械标准、分类管理制度并监督实施。负责制定药品和医疗器械研制、生产、经营、使用质量管理规范并监督实施。负责药品、医疗器械注册并监督检查。建立药品不良反应、医疗器械不良事件监测体系，并开展监测和处置工作。拟订并完善执业药师资格准入制度，指导监督执业药师注册工作。参与制定国家基本药物目录，配合实施国家基本药物制度。制定化妆品监督管理办法并监督实施。

④负责制定食品、药品、医疗器械、化妆品监督管理的稽查制度并组织实施，组织查处重大违法行为。建立问题产品召回和处置制度并监督实施。

⑤负责食品药品安全事故应急体系建设，组织和指导食品药品安全事故应急处置和调查处理工作，监督事故查处落实情况。

⑥负责制定食品药品安全科技发展规划并组织实施，推动食品药品检验检测体系、电子监管追溯体系和信息化建设。

⑦负责开展食品药品安全宣传、教育培训、国际交流与合作。推进诚信体系建设。

⑧指导地方食品药品监督管理工作，规范行政执法行为，完善行政执法与刑事司法衔接机制。

⑨承担国务院食品安全委员会日常工作。负责食品安全监督管理综合协调，推动健全协调联动机制。督促检查省级人民政府履行食品安全监督管理职责并负责考核评价。

⑩承办国务院以及国务院食品安全委员会交办的其他事项。

（2）省级食品药品监督管理部门　各省级食品药品监督管理部门负责对省级行政区域内药品、药用辅料、医疗器械、卫生材料、医药包装材料等的研究、生产、流通、使用进行行政监督和技术监督，对新药审批进行初步审核。同时，也负责部分食品、保健品以及化妆品的监管工作。省级食品药品监督管理部门主要职责包括以下方面。

①组织实施食品（含食品添加剂、保健食品，下同）安全、药品（含中药、民族药，下同）、医疗器械、化妆品监督管理的法律法规，起草相关地方性法规、规章草案，制定食品、药品、医疗器械、化妆品监督管理的政策、规划并监督实施。推动建立落实食品安全企业主体责任、地方人民政府负总责的机制，监督实施食品药品重大信息直报制度，着力防范区域性、系统性食品药品安全风险。

②监督实施食品行政许可的实施办法，负责监督管理食品生产、流通、消费环节的食品安全，监督实施食品安全管理规范，制定地方性食品安全检查年度计划、重大整顿治理方案并组织落实。组织实施食品安全信息统一公布制度，公布重大食品安全信息，参与制定地方性食品安全风险监测实施方案、食品安全地方标准，根据食品安全风险监测实施方案开展食品安全风险监测工作。

③监督实施《中国药典》等药品和医疗器械标准、分类管理制度。监督实施药品和医疗器械研制、生产、经营、使用质量管理规范，负责药品、医疗器械生产、经营许可和医疗机构制剂许可并监督检查，负责药品、医疗器械注册并监督检查。建立药品不良反应、医疗器械不良事件和药物滥用监测体系，并开展监测和处置工作。组织实施执业药师资格准入制度，负责执业药师注册工作。参与制定省基本药物目录，配合实施基本药物制度。监督实施化妆品监督管理办法。

④组织实施食品、药品、医疗器械、化妆品监督管理的稽查制度，组织查处重大违法行为。监督实施问题产品召回和处置制度。审批、检查药品、医疗器械及保健食品广告。

⑤负责食品药品安全事故应急体系建设，组织和指导食品药品安全事故应急处置和调查处理工作，监督事故查处落实情况。

⑥组织实施食品药品安全科技发展规划，推动食品药品检验检测体系、电子监管追溯体系和信息化建设。

⑦负责开展食品药品安全宣传、教育培训、对外交流与合作。推进诚信体系建设。

⑧指导市、县（市、区）食品药品监督管理工作，规范行政执法行为，完善行政执法与刑事司法衔接机制。

⑨承担省食品安全委员会日常工作。负责食品安全监督管理综合协调，推动健全协调联动机制。督促检查市级人民政府履行食品安全监督管理职责并负责考核评价。

⑩承办省人民政府以及省食品安全委员会交办的其他事项。

⑪各省食品药品监督管理局在具体的机构设置方面可能会有一些细微的差别，但是其主要的职能处（室）是基本相同的，大致可包括：办公室、食品安全综合协调处、政策法规与科技标准处、食品生产监管处、食品流通监管处、食品餐饮监管处、药品注册管理处、药品生产监管处、药品流通监管处、医疗器械监管处、保健食品化妆品监管处等。

（3）地市级食品药品监督管理部门 各地市级食品药品监督管理部门负责对本辖区内药品、药用辅料、医疗器械、卫生材料、医药包装材料等的研究、生产、流通、使用进行行政监督和技术监督，同时，也负责部分食品、保健品以及化妆品的监管工作。主要职责包括以下方面。

①组织实施食品（含食品添加剂、保健食品，下同）安全、药品（含中药、民族药，下同）、医疗器械、化妆品监督管理的法律法规，起草相关地方性法规、规章草案，制定食品、药品、医疗器械、化妆品监督管理的政策、规划并监督实施。推动建立落实食品安全企业主体责任、地方人民政府负总责的机制，监督实施食品药品重大信息直报制度，着力防范区域性、系统性食品药品安全风险。

②监督实施食品行政许可的实施办法，负责监督管理食品生产、流通、消费环节的食品安全，监督实施食品安全管理规范，制定地方性食品安全检查年

度计划、重大整顿治理方案并组织落实。组织实施食品安全信息统一公布制度，参与制定地方性食品安全风险监测计划，根据食品安全风险监测计划开展食品安全风险监测工作。

③监督实施《中国药典》等药品和医疗器械标准、分类管理制度。监督实施药品和医疗器械研制、生产、经营、使用质量管理规范，负责医疗器械经营许可和第一类医疗器械注册并监督检查。建立药品不良反应、医疗器械不良事件和药物滥用监测体系，并开展监测和处置工作。组织实施执业药师资格准入制度，负责执业药师注册工作。配合实施基本药物制度。监督实施化妆品监督管理办法。

④组织实施食品、药品、医疗器械、化妆品监督管理的稽查制度，组织查处重大违法行为。监督实施问题产品召回和处置制度。组织开展药品、医疗器械和保健食品广告的监测。

⑤负责食品药品安全事故应急体系建设，组织和指导食品药品安全事故应急处置和调查处理工作，监督事故查处落实情况。

⑥组织实施食品药品安全科技发展规划，推动食品药品检验检测体系、电子监管追溯体系和信息化建设。

⑦负责开展食品药品安全宣传、教育培训、对外交流与合作。推进诚信体系建设。

⑧指导区食品药品监督管理工作，规范行政执法行为，完善行政执法与刑事司法衔接机制。

⑨承担市食品安全委员会的日常工作。负责食品安全监督管理综合协调，推动健全协调联动机制。督促检查区级人民政府履行食品安全监督管理职责并负责考核评价。

⑩依法承担省食品药品监督管理局授权或委托的行政许可相关工作。承办市委、市政府以及市食品安全委员会交办的其他事项。

（4）区县级食品药品监督管理部门 区县级食品药品监督管理局负责对辖区内药品、药用辅料、医疗器械、卫生材料、医药包装材料等的研究、生产、流通、使用进行行政监督和技术监督，并受地市级食品药品监督管理局授权或委托，监督实施本辖区内国家有关药品监督管理的法律、法规和规章。

（5）药品监督管理其他行政机构 除了前面讨论的药品监督管理行政组织外，根据我国现行法律规定的各部门职能划分，还有以下几个行政机关对药品研究、生产、流通、使用等某些环节的监督管理承担相应职责（表3-1）。

表 3-1　其他政府部门对药品监管的职责分类

行政机构	相应职责
发展和改革部门	国家发展和改革委员会负责药品价格监测和管理药品宏观经济
卫生计生部门	基本药物制度管理 药品不良反应相互通报与联合处置管理
中医药管理部门	中医药行业管理 中医药科研、教育管理
人力资源和社会保障部门	医疗保险用药品种、给付标准管理 定点零售药店必要的行政管理
工业与信息化部	药品生产行业管理 国家医药储备管理
工商行政管理部门	药品广告监督管理 市场流通秩序管理
公安部门	参与特殊药品管理 涉药犯罪行为的刑事侦查
科学技术部门	药物科研管理 参与药物非临床研究的管理
国防科技工业部门 环境保护部门	放射性药品的行政管理
海关	药品出入境的监督管理 征收关税和其他税费 稽查走私

3. 我国药品技术监督管理机构

由于药品管理的技术性特征，药品行政管理组织的技术监督职责必须依赖一系列技术机构的配合才能得以实现。目前我国药品技术监督机构主要包括药品检验机构，制定药品安全标准的机构，药品安全的检测机构，药品安全的风险评估机构，药品安全信用评估机构，药品安全的信息收集、分析、披露等机构。各机构分工合作，相互独立，相互配合，共同实现对药品安全的社会性监管。

（1）药品检验机构　我国药品检验机构根据药品管理法规定分为两类：一类是药品监督管理部门设置的，为直属的机构；一类是由药品监督管理部门确立的，是独立于行政部门之外的中介机构。由药品监督管理部门确定的药品检验机构，是为了适应某些情况下监督检验工作的实际需要。无论设置的或者确立的药品检验机构，都应具备国家要求的条件，能胜任药品检验的职责。药品检验机构的法定任务是，承担依法实施药品审批和药品质量监督检查所需的药品检验工作。

中国食品药品检定研究院（国家食品药品监督管理局医疗器械标准管理中心） 中国食品药品检定研究院的前身系中国药品生物制品检定所，2010 年 9 月正式更名为中国食品药品检定研究院，是国家食品药品监督管理总局直属单位。其主要职责如下。

①承担药品、医疗器械的注册审批检验及其技术复核工作，承担保健食品、化妆品审批所需的检验检测工作，负责进口药品注册检验及其质量标准复核工作。

②承担药品、医疗器械、保健食品、化妆品和餐饮服务食品安全相关的监督检验、委托检验、抽查检验以及安全性评价检验检测工作，负责药品进口口岸检验工作。

③承担或组织药品、医疗器械检验检测的复验及技术检定工作。

④承担生物制品批签发相关工作。

⑤承担药品、医疗器械和餐饮服务食品安全相关标准、技术规范及要求、检测方法制修订的技术复核与验证工作，承担保健食品、化妆品技术规范、技术要求及检测方法的制修订工作。

⑥承担药用辅料、直接接触药品的包装材料及容器的注册检验、监督检验、委托检验、复验及技术检定工作，以及承担相关国家标准制修订的技术复核与验证工作。

⑦负责药品、医疗器械国家标准物质的研究、制备、标定、分发和管理工作。

⑧负责生产用菌毒种、细胞株的检定工作，承担医用标准菌毒种、细胞株的收集、鉴定、保存、分发和管理工作。

⑨承担实验动物质量检测和实验动物保种、育种和供种工作。

⑩承担有关药品、医疗器械和保健食品广告以及互联网药品信息服务的技术监督工作。

⑪ 承担全国食品药品监管系统检验检测机构的业务指导、规划和统计等相关工作，组织开展药品研究、生产、经营相关单位以及医疗机构中的药品检验检测机构及人员的业务指导工作。

⑫ 组织开展药品、医疗器械、保健食品、化妆品和餐饮服务食品安全相关标准研究以及安全监测和质量控制新方法、新技术研究。

⑬ 承担国家食品药品监督管理总局科技管理日常工作，承担保健食品、化妆品和餐饮服务食品安全相关专家委员会的日常工作。

⑭ 承担严重药品不良反应或事件以及医疗器械不良事件原因的实验研究。

⑮ 组织开展药品、医疗器械、保健食品、化妆品和餐饮服务食品安全相关检验检测工作的国际交流与合作。

⑯ 承办国家食品药品监督管理总局交办的其他事项。

省级药品检验所（省级药品检验研究院） 省级药品检验所承担药品抽查检验、注册检验、进口检验、强制检验、复检、委托检验（含技术服务检验）和部分医疗器械检验，是省级食品药品监督管理局的直属事业单位。其主要职责有：承担食品、药品、保健食品、化妆品监督检验及药品进口口岸检验等有关检验工作；开展检验技术科学研究，承担药品质量标准相关技术工作；承担食品安全监控有关技术支撑工作；开展相关技术指导和服务。

地市级药品检验所和区县级药品检验所 主要职责是承担依法实施药品质量监督检验所需的药品检验工作以及当地药品生产、经营企业和医疗机构的药品检验机构或者人员的业务指导工作。

（2）国家药典委员会 国家药典委员会是依法从事国家药品标准制定和修订的技术监督机构，成立于1950年，其主要职责如下。

①组织编制与修订《中华人民共和国药典》（以下简称《中国药典》）及其增补本。

②组织制定与修订国家药品标准以及药用辅料、直接接触药品的包装材料和容器的技术要求与质量标准。

③参与《中国药典》和国家药品标准执行情况的评估。

④负责《中国药典》和国家药品标准的宣传培训与技术咨询。

⑤参与拟订药品、药用辅料、直接接触药品包装材料和容器标准的管理制度，建立和完善药品标准管理体系及相关工作机制。

⑥组织开展药品标准化战略、药品标准管理政策和技术法规研究，承担药品医学临床信息的分析评估工作。

⑦开展药品标准相关国际交流与合作，参与国际药品标准适用性认证合作活动和国际药品标准制修订工作。

⑧负责药品标准信息化建设。

⑨负责组织《中国药典》配套丛书以及《中国药品标准》等刊物的编辑、出版和发行。

⑩根据《国家药典委员会章程》，负责药典委员会有关工作会议的组织协调及服务保障工作。

⑪承办国家食品药品监督管理总局交办的其他事项。

（3）国家食品药品监督管理总局药品审评中心 药品的审批需要经过受理、技术审评和行政审批三个阶段，而药品审评中心就是负责药品注册过程中技术审评的国家食品药品监督管理局直属机构，它为药品注册提供技术支持，按照国家食品药品监督管理总局颁布的药品注册管理有关规章，负责组织对药品注册申请进行技术审评。其主要职责如下。

①负责对申请注册的药品进行技术审评，组织开展相关的综合评审工作。

②参与起草药品注册管理相关法律法规和规范性文件，负责制定药品审评规范并组织实施。

③开展药品审评相关的理论、技术、发展趋势及法律问题研究。承担药品审评工作相关法律事务。

④组织开展相关业务咨询服务及学术交流，组织开展药品审评相关的国际交流与合作。

⑤指导地方药品审评相关工作。参与相关药品注册核查工作。

⑥承办总局交办的其他事项。

（4）国家食品药品监督管理总局食品药品审核查验中心 食品药品审核查验中心，其前身为原国家食品药品监督管理局药品认证管理中心，其主要职责如下。

①组织制定药品、医疗器械、化妆品审核查验工作的技术规范和管理制度。参与制定药品、医疗器械、化妆品相关质量管理规范及指导原则等技术文件。

②组织开展药品注册现场核查相关工作。开展药物研究、药品生产质量管理规范相关的合规性核查和有因核查。开展医疗器械相关质量管理规范的合规性核查、临床试验项目现场核查以及有因核查。组织开展药品、医疗器械、化妆品质量管理规范相关的飞行检查。

③承担相关国家核查员的聘任、考核、培训等日常管理工作，指导地方核查员队伍建设。

④指导地方药品、医疗器械、化妆品审核查验相关工作，开展审核查验机构能力评价相关工作。

⑤负责汇总分析全国药品审核查验相关信息，开展相关风险评估工作。开展药品、医疗器械、化妆品审核查验相关的理论、技术和发展趋势研究。组织开展相关审核查验工作的学术交流和技术咨询。

⑥组织开展药品、医疗器械、化妆品相关境外核查工作。承担审核查验相

关的国际交流与合作工作。

⑦承办总局交办的其他事项。

（5）国家中药品种保护审评委员会（总局保健食品审评中心） 国家中药品种保护审评委员会（总局保健食品审评中心）是国家食品药品监督管理总局的直属单位。国家中药品种保护审评委员会和总局保健食品审评中心实行一套机构、两块牌子管理。涉及保健食品技术审评事项时，以国家食品药品监督管理总局保健食品审评中心的名义实施。其主要职责如下。

①组织制订食品生产经营许可、检查以及中药品种保护、保健食品、化妆品审评相关的技术标准和规范。

②负责食品生产经营许可相关业务的备案管理工作，组织开展食品生产经营许可、检查相关技术考评。参与组织对地方食品生产经营许可、检查工作进行业务指导。组织开展食品生产经营许可审查员、检查员队伍建设工作。

③负责组织国家中药品种保护的技术审评工作。负责对申请注册的保健食品、化妆品进行技术审评，承担保健食品、化妆品备案的相关技术工作。组织开展技术审评中有关问题的核查工作。

④指导地方保健食品、化妆品技术审评以及备案相关技术工作。组织开展相关的业务咨询服务工作，承担技术咨询专家的日常管理和考核工作。

⑤承担食品许可、中药品种保护、保健食品、化妆品审评和备案相关的信息化建设和数据库管理工作。

⑥承办总局交办的其他事项。

（6）国家食品药品监督管理总局药品评价中心（国家药品不良反应监测中心） 国家食品药品监督管理总局药品评价中心是国家食品药品监督管理总局的直属单位。其主要职责如下。

①组织制订药品不良反应、医疗器械不良事件监测与再评价以及药物滥用、化妆品不良反应监测的技术标准和规范。

②组织开展药品不良反应、医疗器械不良事件、药物滥用、化妆品不良反应监测工作。

③开展药品、医疗器械的安全性再评价工作。

④指导地方相关监测与再评价工作。组织开展相关监测与再评价的方法研究、培训、宣传和国际交流合作。

⑤参与拟订、调整国家基本药物目录。

⑥参与拟订、调整非处方药目录。

⑦承办总局交办的其他事项。

（7）国家食品药品监督管理总局医疗器械技术审评中心 主要职责如下。

①负责对申请注册的首次进口医疗器械产品进行技术审评。

②负责对医疗器械新产品和申请注册的境内医疗器械第三类产品试产和准产进行技术审评。

③负责对医疗器械临床试验申报材料进行技术审查，接受临床试验方案的备案，组织起草专项临床试验方案规定。

④组织开展相关的业务培训及咨询服务。

⑤承办国家食品药品监督管理局交办的其他事项。

二、我国药品管理立法

当今世界各国对药事活动采取的最主要的管理手段即对药事活动各方面进行严格的法制化管理。通过立法，对药品的研制、生产、流通、使用等药事活动过程进行有效的法律调整，以保证药品质量，保障人体用药安全有效，维护公众身体健康和用药的合法权益，并且促进医药事业的健康发展。本部分通过对药品管理立法系统进行分析，进而阐述药品管理立法的原则、程序、渊源、适用原则以及医药行政责任的法律救济，使学习者对药品管理立法形成整体性的认识。

1. 药品管理立法

药品管理立法，是指由特定的国家机关，依据法定的权限和程序，制定、认可、修订、补充和废除药品管理法律规范的活动。

药品管理立法是一种活动，同时，也在一定程度上含有"过程"和"结果"。药品管理立法过程不仅指立法的法定程序，也意味着药品管理立法是动态的，是有其历史发展过程的。药品管理立法的直接目的是产生和变动法这种特定的社会规范，故药品管理立法也可指药品法律法规的总和。

（1）药品管理立法的权限依据 划分立法的权限是国家立法的要点。各国根据其国家性质和国家政权组织形式与结构形式，确定由哪些国家机关行使制定、修改或废止法律、法规的权力。立法权限划分的制度即立法体制。

根据我国宪法及立法法的规定，我国立法权限的划分如下。

①全国人民代表大会和全国人民代表大会常务委员会行使国家立法权。全国人民代表大会制定和修改刑事、民事、国家机构的和其他的基本法律。全国人民代表大会常务委员会制定和修改除应当由全国人民代表大会制定的法律以

外的其他法律；在全国人民代表大会闭会期间，对全国人民代表大会制定的法律进行部分补充和修改，但是不得同该法律的基本原则相抵触。

②国务院根据宪法和法律，制定行政法规。

③省、自治区、直辖市的人民代表大会及其常务委员会根据本行政区域的具体情况和实际需要，在不同宪法、法律、行政法规相抵触的前提下，可以制定地方性法规；较大的市的人民代表大会及其常务委员会根据本市的具体情况和实际需要，在不同宪法、法律、行政法规和本省、自治区的地方性法规相抵触的前提下，可以制定地方性法规。

④民族自治地方的人民代表大会有权依照当地民族的政治、经济和文化的特点，制定自治条例和单行条例。

⑤国务院各部、委员会、中国人民银行、审计署和具有行政管理职能的直属机构，可以根据法律和国务院的行政法规、决定、命令，在本部门的权限范围内，制定规章。

⑥省、自治区、直辖市和较大的市的人民政府，可以根据法律、行政法规和本省、自治区、直辖市的地方性法规，制定规章。

（2）药品管理立法的原则 药品管理立法必须遵循的具体原则是，实事求是，从实际出发；规律性与意志性相结合；原则性与灵活性相结合；统一性与协调性相结合；现实性与前瞻性相结合；保持法的稳定性、连续性与适时立、改、废相结合；总结本国经验与借鉴外国立法相结合。

（3）药品管理立法的法定程序 立法依据一定程序进行，才能保证立法具有严肃性、权威性和稳定性。我国现行立法程序（制定法律的程序）大致可划分为四个阶段即：法律草案的提出，法律草案的审议，法律草案的通过，法律的公布。宪法规定由国家主席公布法律。需要特别提出的是：法律法规的制定以及颁布都会通过广大人民群众以及各相关单位、人员的集中探讨得以最终生效。

（4）我国药品管理立法的调整对象 我国药品管理立法的调整对象范围涉及国家药品行政管理机关、医疗卫生服务组织、企事业单位、国际组织、个人之间以及其内部在维护人体生命健康权益的行动中形成的社会关系，具有多层次、多形式、多角度的特点。通过总结归纳它主要调节以下三种关系。

①药事组织关系，即各级药事管理行政部门和各级各类药事组织的法律地位、组织形式、隶属关系、职权范围以及权利义务等。

②药事管理关系，即国家药事管理行政机关及其他有关机关在进行药事组

织、领导、监督、评估等活动时与企事业单位、社会团体或者公民之间形成的权利义务关系，是一种纵向的社会关系。

③药事服务关系，即药事管理行政机关、药事组织、有关事业单位、社会团体和公民在向社会提供药事咨询指导、药事保健服务过程中，与接受服务者所结成的一种平等主体间的权利义务关系；也包括从事相关健康产品的生产、经营单位等，就提供的产品和服务的安全、卫生、质量，与接受服务者所结成的一种平等主体间的权利义务关系。药事服务关系是一种横向的社会关系。

2. 我国药品管理立法的法律渊源及适用原则

（1）药品管理立法的法律渊源 通过立法所产生的法律文件，往往构成成文法国的主要法律渊源或法的表现形式。它明确指出法律由何种国家机关制定或认可，具有何种表现形式或效力等级。在我国，药品管理立法的法源，是指药事管理法律规范的具体表现形式，见表3-2。

表 3-2 药品管理立法的法律渊源

渊源		制定机关	举例
宪法		全国人民代表大会	《宪法》关于药品方面的规定主要有：国家发展医疗卫生事业，发展现代医药和我国传统医药等
药事法律		全国人民代表大会及其常委会	《中华人民共和国药品管理法》
药事法规	药事行政法规	国务院制定、发布	《中华人民共和国药品管理法实施条例》《医疗用毒性药品管理办法》
	地方性药事法规	省、自治区、直辖市和设区的市的人大及其常委会	《黑龙江省野生药材资源保护条例》
药事规章		国务院所属部、委、直属机构	《药品注册管理办法》《药品生产质量管理规范》
		省、自治区、直辖市和设区的市、自治州的人民政府	《重庆市药品储备管理办法》
药事自治条例和单行条例		民族自治地方的人民代表大会	《西藏自治区实施〈中华人民共和国药品管理法〉的办法》
国际药事条约		我国与外国签订的或批准、承认的某些国际条约或协定	《1971年精神药物公约》

（2）药品管理立法的适用原则 在解决药事法律法规冲突时，通常有以下几种适用原则。

①特别冲突适用原则——特别法优于一般法。

特别冲突适用原则是指在对同一事项时，确定是适用普通法还是特别法的规则。一般说来，当普通法与特别法的规定不一致时，优先适用特别法。药品是一种直接关系到人类生命健康的特殊产品，其特殊性在于药品作用的两重性、药品质量的重要性等。《产品质量法》和《药品管理法》在效力等级上是一样的，但前者是普通法，后者是特别法，所以在解决药事法律法规冲突的时候，优先适用《药品管理法》。

②层级冲突适用规则——上位法优于下位法。

不同效力等级的行政法律规范发生冲突实际上是一种违法性冲突，根据《立法法》的规定，应当选择法律适用效力等级高的行政法律规范。在不同级别和层次的规范之间，较低层次的规范如果与较高层次的规范相抵触，应先适用较高层次的规范。部门法与基本法冲突的，应适用基本法；行政法规、地方性法规与法律相冲突的，应适用法律；地方性法规、规章与相应的行政法规不一致的，应适用行政法规；地方政府规章与相应的地方性法规不一致的，适用地方性法规；地方性法规与国务院各部委规章不一致的，应具体情况具体处理。

③同级冲突适用规则。

这是解决制定机关不同但效力层级相同的行政法律规范相冲突时应适用何种规范的规则。法院对同一等级的法律规范之间的冲突不可能凭借现有的规则作出判断，只能送请有权机关做出裁决。例如，对部门规章之间、地方人民政府规章与国务院部委制定发布的规章之间不一致的，由国务院作裁决。

④新旧法冲突适用规则——新法优于旧法。

在药品监管实践中，在先前规范和后来规范对同一事项作出不同的规定时，应当根据新法废除旧法、后法优于前法的一般原则，确定它们的时间效力。即新法生效后，相应的旧法理所当然失去效力。在适用上，则应按不溯及既往的一般原则，即除了法律法规本身明确规定了对尚未处理和该法实施以前的行为可以依据该法规规定处理外，就应当认为没有溯及力。

（3）药事行政责任的法律救济　药事行政救济是指药品行政机关的行政行为对公民的权益造成侵害的情况下根据该公民的请求，通过一定的机关和程序防止或排除其侵害，以保护、救济公民的权益的制度。

行政救济主要有以下几种类型。

①行政复议　指法律规定的行政复议机关对争议的具体行政行为接受复议申请、进行审理、作出裁决的行政行为。行政复议的根本目的是纠正行政机关已作出的违法的具体行政行为。1999年4月29日第九届全国人大常委会第九次会议公布的《中华人民共和国行政复议法》系统地规定了行政复议的内容。

②行政诉讼 根据司法最终原则，行政诉讼是解决争议的最后途径。行政诉讼是由人民法院依据事实与法律对行政争议的案件进行审理并作出裁决的活动。

③行政赔偿与行政补偿 行政赔偿又称行政赔偿责任，是指因国家行政机关及其工作人员违法行使职权，侵犯公司、法人或其他组织的合法权益并造成损害，由国家承担赔偿责任的制度。行政补偿是指国家行政机关及其工作人员在管理国家和社会公共事务的过程中，因合法的行政行为给公民、法人或其他组织的合法权益造成了损失，由国家依法予以补偿的制度。

④申诉监督 指受到行政侵权的人，向地方人大常委会提出申诉，由受理机关按照申诉监督权限和程序对争议作出处理所提供的救济。

重点法规解读篇

引　言

制定药品管理法律的目的是加强药品监督管理，保证药品质量，保障人体用药安全，维护人民身体健康和用药的合法权益。立法的目的包括了四个层面的内容：

①加强药品监督管理；

②保证药品质量；

③保障人体用药安全；

④维护人民身体健康和用药的合法权益。

无论是在我国药品行业的从业者，还是政府药品监督管理人员，都需要对我国药品监管的法律法规有必要的了解熟悉，使得药品监督管理工作有法可依、依法办事，同时药品研制、生产、经营、使用、检验等活动有章可循，健康发展。因此本篇的主要内容就我国药事监管的基本法规做一介绍。

第四章　药品管理法概述

药品管理的法律体系在形式上由宪法、法律、行政法规、部门规章、地方性法规和地方规章等组成。这些不同形式的法律文件，具有不同的法律效力等级。在我国，宪法是一切部门领域法律体系的根本渊源，但是宪法的原则性规定，难以直接作用于药事管理实践。因此，对于药事管理领域进行全面系统调整的核心法规即《药品管理法》与其《实施条例》。本章通过对其结构及内容的研究，可以帮助我们认识和理解药品管理领域中"应有"法律法规所包含的主要部分，对我国目前基本的法律环境有所熟悉，进而对于完善我国药品管理领域基本法规有初步的认识。

一、《药品管理法》及其《实施条例》的发展与结构

1984 年我国第一部有关药品管理的法律《中华人民共和国药品管理法》，简

称《药品管理法》，经由第六届人民代表大会通过，并于次年生效。这部法律的颁布结束了我国药品管理近 35 年缺乏法律指导的局面。进入 21 世纪以来，我国经济快速发展，行政体制也发生了调整，为了能更好地处理新情况、新问题并与国际接轨，我国于 2000 年开始对《药品管理法》中有关药品标准、药品商标、药品定价、药品进口、违法责任的条款，以及实施条例中关于新药的规定等进行修改，最终于 2001 年 12 月 1 日开始实施。与之相配套的《中华人民共和国药品管理法实施条例》（简称《实施条例》），于 2002 年 9 月 5 日起施行。2013 年 12 月 28 日，为满足行业发展需要，整合闲置生产资源，全国人大常委会决定对《药品管理法》进行修订，简化委托生产审批，自公布之日起施行。

2015 年为进一步合理简化行政部门工作流程，推进药品价格改革，充分发挥市场机制在药品定价中的作用，全国人大常委会决定对《药品管理法》再次修订，并与 2015 年 4 月 24 日生效施行。此次修订主要解决了原先《药品管理法》中，药品生产、经营企业在开办程序上"先证后照"形式造成的药品生产、经营许可与工商登记注册互为前置许可条件的逻辑难题，实现药品生产、经营资格资质与营业执照的分离，解除了证照捆绑，完善了药品生产、经营企业的退出机制，同时体现出药品监管部门从"重事前审批"向"重事中事后监管"的转变。在药品定价方面，此次修订推动药品正式摆脱"计划定价"模式，实现向"市场定价"的转变。

《药品管理法》分为 10 章，共 104 条。《实施条例》作为《药品管理法》的配套法规，按照《药品管理法》的体例，并与其章节相对应，也为 10 章，共 86 条。其结构如下。

第一章　总则　本章具体规定了药品管理法的立法目的、调整对象和适用范围，提出发展现代药和传统药及药材资源保护及鼓励研制新药的目标，并规定了药品监督管理体制以及药品监督检验检测机构的职责。

第二章　药品生产企业管理　本章主要内容包括开办药品生产企业必须具备的条件；药品生产企业必须按照《药品生产质量管理规范》组织生产，药品必须按国家药品标准和批准的工艺进行生产，以及对生产药品的原料、辅料提出要求；明确要求药品生产企业必须对生产的药品进行质量检验，不合格的不得出厂；对药品生产企业可以接受委托生产药品作出规定。

第三章　药品经营企业管理　本章是关于开办药品经营企业批准机关及批准方式、开办条件与药品经营企业实施《药品经营质量管理规范》、药品经营行为的监管以及城乡集市贸易市场售药等方面的管理规定。主要内容包括：开办药品批发企业和药品零售企业的批准机关、批准方式、批准原则、开办程序等规定；开办药品经营企业的条件；药品经营企业必须按照《药品经营质量管理规范》经营药品、《药品经营质量管理规范》的认证规定，以及《药品经营质量管理规范》具体实施办法、实施步骤；药品经营企业药品购进行为规定；药品经营企业购销药品记录的规定；药品经营企业销售药品行为规定；药品经营企业药品保管条件和行为规定；城乡集市贸易市场出售中药材及中药材以外药品的规定。

第四章　医疗机构的药剂管理　本章主要内容包括从事医疗机构药剂技术工作的人员规定；医疗机构制剂许可证的审批、品种审批及使用管理；采购及保存药品管理的规定；调配处方规定。

第五章　药品管理　本章主要内容包括新药的研制和审核批准的法律规定；关于药品生产批准文号管理的法律规定；关于药品标准、药品标准品、对照品、药品通用名称及商品名称管理的法律规定；关于国家药品标准和药典委员会的法律规定；关于购进药品监督管理的法律规定；对一些药品实行特殊管理的法律规定；实行中药品种保护和处方药与非处方药分类管理的法律规定；对药品进口、出口管理的法律规定；对新发现的和从国外引种的药材以及民间习用药材管理的法律规定；关于假药和劣药的认定以及按假药处理和按劣药处理的法律规定；对药品从业有关人员卫生要求的法律规定。

第六章　药品包装的管理　本章对直接接触药品的包装材料和容器、药品包装、药品标签和说明书三方面的监督管理作了规定。

第七章　药品价格和广告的管理　本章与《价格法》《广告法》和《反不正当竞争法》相衔接，规定了政府价格主管部门对药品价格的管理，明确药品生产企业、经营企业和医疗机构必须遵守有关价格管理的规定，禁止暗中给予、收受回扣等违法行为；并规定药品广告须经药品监督管理部门批准，取得批准文号，规范了药品广告的管理。

第八章　药品监督　本章规定了药品监督管理部门和药品检验机构在药品管理工作中，所应负的责任、拥有的权利和义务，规定了药品监督管理部门行使行政强制措施和紧急控制措施的情形；设定了药品质量公告和对药品检验结果的申请复验及不良反应报告制度；明确了药品检验部门对药品生产经营企业的业务指导关系。

第九章　法律责任　对从事药品的研制、生产、流通、使用和监督管理的单位或个人违反药品管理相关法规应当承担的法律责任进行相应规定。扩大了违法行为的打击范围，增加了为生产、销售假劣药品提供便利条件、不按照规定实施有关质量管理规范、未按照本法规定进口药品、出具虚假检验报告、违反药品价格管理等违法行为的处罚，针对本法规定的各种违法行为，增加了撤销药品批准证明文件、禁止有关人员在一定年限内从事某项行业的资格等处罚种类，并对生产、销售假劣药品等严重危害人体健康的违法行为加大了处罚力度。

第十章　附则　包括法规中相关用语含义介绍以及个别法条的解释。包括确定药品、新药、辅料、药品生产企业、药品经营企业的定义；确定药品生产的范围；授权国家军事主管部门会同药品监督管理部门制定特需药品的管理办法；预防性生物制品流通的规定；以及确定本法的实施日期。

二、《药品管理法》及其《实施条例》的内容

《药品管理法》与《实施条例》是一个整体。《实施条例》遵循《药品管理法》的立法宗旨和原则，依据它的相关规定进一步细化，增加了操作性规定。有关药品研发企业管理、药品生产企业管理、药品经营企业管理、医疗机构制剂管理、特殊管理的药品、中药管理、药品包装管理等内容说明，将在本书相关章节中介绍。本部分着重从总体上对《药品管理法》及《实施条例》的内容进行分析。

1. 立法宗旨

"为加强药品监督管理，保证药品质量，保障人体用药安全，维护人民身体健康和用药的合法权益，特制定本法。"（《药品管理法》第一条）

本条包括加强药品监督管理、保证药品质量、保障人体用药安全、维护人民身体健康和用药的合法权益四个层面的内容。其中，维护人民身体健康和用药的合法权益是本法最根本的目的。这是《宪法》第二十一条规定的国家发展医疗卫生事业，发展现代医药和我国传统医药的精神在本法中的具体体现。实现这一目的的方式之一是，保障人体用药安全；为了保障人体用药安全，必须保证药品质量；而为了保证药品质量，必须加强药品监督管理。反之，没有严格的药品监督管理，就不能保证药品的质量，也就无法保障人体用药安全。因此，这四个层面是一个有机的整体，不能割裂。

《药品管理法》及其《实施条例》在具体的章节中规定了生产、经营企业和医疗机构实行许可证制度；国家药品标准；《药物非临床研究质量管理规范》（GLP）、《药物临床试验质量管理规范》（GCP）、《药品生产质量管理规范》

（GMP）、《药品经营质量管理规范》（GSP）认证制度；药品抽检和强制检验；药品分类管理以及扩大假药外延，加大处罚力度等一系列制度和手段来加强监督管理，以保证药品质量；进而保证人民用药的安全、有效，使药品真正发挥其预防、治疗、诊断的作用；另外，保证人民能够在合理、公平的条件下，真正能够最大限度地享受到安全、有效的药品。

2. 法规适用范围

"在中华人民共和国境内从事药品的研制、生产、经营、使用和监督管理的单位或者个人，必须遵守本法。"（《药品管理法》第二条）

（1）空间范围　本条规定的空间范围，是指"在中华人民共和国境内"。"中华人民共和国境内"应当理解为，我国的边境范围内，而不是有的法律规定的中华人民共和国"领域内"。两者是有区别的，后者比前者的范围宽。比如，1997年修订后的《中华人民共和国刑法》规定："凡在中华人民共和国领域内犯罪的，除法律有特别规定的以外，都适用本法。"这里规定的中华人民共和国领域，是指我国主权所达之地，不仅仅是指中华人民共和国境内。

（2）对象范围　本条规定的对象是从事药品研制、生产、经营、使用和监督管理的单位或者个人。

3. 我国发展药品的方针

（1）发展现代药和我国传统药　"国家发展现代药和传统药，充分发挥其在预防、医疗和保健中的作用。国家保护野生药材资源，鼓励培育中药材。"（《药品管理法》第三条）

该条款是根据宪法总纲第二十一条及第九条制定的。当代药品管理立法的一大创举就是将发展现代药和我国传统药的方针，制定为药品管理法的法律条文。实践证明，我国一贯坚持中西医并举，中西药同发展的方针，为保护人民健康起到巨大作用。

（2）鼓励创造新药，保护新药研究开发者合法权益　"国家鼓励研究和创制新药，保护公民、法人和其他组织研究、开发新药的合法权益"。（《药品管理法》第四条）

研究开发新药是发展药品的主要途径，是提高我国药品市场竞争力的关键，是防止疾病，保护人民健康的客观要求。我国《药品管理法》鼓励研究和创制新药，规定了保护公民、法人和其他组织研究、开发新药的合法权益。为落实新药的知识产权保护，在《实施细则》中对新药的定义是："新药，是指未曾在中国境内上市销售的药品。"

4.我国药品监督管理体制

"国务院药品监督管理部门主管全国药品监督管理工作。国务院有关部门在各自的职责范围内负责与药品有关的监督管理工作。

省、自治区、直辖市人民政府药品监督管理部门负责本行政区域内的药品监督管理工作。省、自治区、直辖市人民政府有关部门在各自的职责范围内负责与药品有关的监督管理工作。

国务院药品监督管理部门应当配合国务院经济综合主管部门，执行国家制定的药品行业发展规划和产业政策。"（《药品管理法》第五条）

"药品监督管理部门设置或者确定的药品检验机构，承担依法实施药品审批和药品质量监督检查所需的药品检验工作。"（《药品管理法》第六条）

第五条规定了我国药品监督管理体制；第六条规定了药品检验机构的设置和法定职责。药品管理法明确我国药品检验机构的分类，以及它的法定任务是依法实施药品审批和药品质量监督检查所需的药品检验工作。

《实施条例》对药品检验机构的设置和确定作了进一步明确规定。

"国务院药品监督管理部门设置国家药品检验机构。

省、自治区、直辖市人民政府药品监督管理部门可以在本行政区域内设置药品检验机构。地方药品检验机构的设置规划由省、自治区、直辖市人民政府药品监督管理部门提出，报省、自治区、直辖市人民政府批准。

国务院和省、自治区、直辖市人民政府的药品监督管理部门可以根据需要，确定符合药品检验条件的检验机构承担药品检验工作。"（《实施条例》第二条）

三、《药品管理法》及其《实施条例》的实施成效

自从《药品管理法》及其《实施条例》实施以来，国家在保障群众用药安全、促进医药市场健康发展、解决群众看病贵等方面做出了努力，并取得一定成效，并且以《药品管理法》为主线，相关方方面面的医药法律法规体系逐步形成，在促进药品生产、提高药品质量、满足医疗需要、提高人民生活质量等方面发挥了巨大作用。

1.为人民群众用药安全提供了有力保障

我国在药品领域的立法，把保障人民群众用药安全放在立法的首位。虽然由于我国医药市场还不完善，一些不法企业生产假药、劣药危害患者生命健康

的事件时有发生，但是，不能否认，我国人民群众用药安全的环境正在逐步改善，假药、劣药害人事件正在逐步减少，在这过程中，我国药品领域的法律法规建设发挥了重要作用。我们无法想象，假如没有药品法律法规的建设和不断完善，人民群众的用药将面临怎样的混乱和困境。

2. 为医药市场健康发展提供了法制支持

《中共中央关于建立社会主义市场经济体制若干问题的决定》指出："社会主义市场经济体制的建立和完善，必须有完备的法制来规范和保障。要高度重视法制建设，做到改革开放与法制建设统一，学会用法律手段管理经济。"市场经济的建立和发展需要社会主义法制的保障，医药市场经济的发展也需要医药法制的保障。我国医药市场的高速发展，与长期以来党和国家制定了一系列正确的促进行业进步的方针政策，药品监管的各项法律规章制度日趋规范和完善，为医药经济发展创造了良好的环境和法制支持有关。

3. 为医疗体制改革提供了坚实基础

自中国改革开放以来，医疗卫生体制改革的步伐在不断地探索中从未停止。对药品立法来说，它始终伴随着卫生改革发展的脚步。每到卫生改革发展的关键时刻，总有新的药品法律法规应运而生，对卫生改革发展起到了推动和保障作用，它既是卫生改革实践的见证者，也是卫生发展成果的结晶，同时，还是下一次医疗体制改革的基础，为医改的进一步深入、深化提供必要的法律、制度、政策方面的准备。

第五章　药品科研监管法规概述

药品研制是药品的质量确定阶段，它直接关系到将一种物质作为药品使用时的安全性、有效性和质量可控性。我国对药品研制环节的监督管理法规主要包括《药物非临床研究质量管理规范》（GLP）、《药物临床试验质量管理规范》（GCP）、《药品注册管理办法》以及《医疗机构制剂注册管理办法》（试行）。

GLP 与 GCP 主要采用国际通行的管理办法，对药品非临床研究机构、人员、实验设施等和临床试验机构的条件、人员职责、操作程序等作出规定，从而确保试验资料真实可靠，试验操作标准规范，以保障受试者权益和安全，保证药品研究质量。《药品注册管理办法》是对在我国境内申请药物临床试验、药品生产与进口，以及药品审批、注册检验和监督管理作出详细规定，以规范药品注册行为，保证药品安全、有效、质量可控。《医疗机构制剂注册管理办法》（试行）是对我国境内申请医疗机构制剂的配制、调剂使用，以及进行相关的审批、检验和监督管理等活动作出详细规定，以加强医疗机构制剂的管理，规范申报与审批流程。本章主要是对 GLP 及 GCP 相关内容进行介绍。

一、药物非临床研究质量管理规范（GLP）

1. GLP 的定义

Good Laboratory Practices（GLP），中文直译为优良实验室规范，在我国即指《药物非临床研究质量管理规范》。临床前研究主要是评价药物安全性，在实验室条件下，用实验系统进行的各种毒性试验及与评价药物安全性有关的其他试验，因此也称之为"非临床安全性评价"。GLP 不是评价实验的内在科学价值（如应该进行什么实验、实验方案的科学内容等），而是为保证试验数据的准确、可靠，对于非临床研究在研究计划制定、实施、监督、记录及报告等各项工作的过程和条件提出要求和指导的一套组织管理要求。因此，制定 GLP 的主要目的是严格控制药物安全性评价试验的各个环节，即严格控制可能影响实验结果准确性的各种主客观因素，从而降低实验误差，确保实验结果的真实性。

概括地说，GLP 要求评价机构有计划地按照实验标准操作规程（SOP）和实验计划书的内容进行实施，同时准确、及时地记录研究的过程和结果，根据实验结果准确完整地总结实验报告，并将全部研究的原始数据及时归档，加以管理。在整个研究过程中所有研究行为都受到质量保证部门的监督、检查和审核。

2. GLP 的发展

从整个历史来看，GLP 始于 20 世纪 70 年代，新西兰是第一个建立实验室登记法的国家。1976 年美国食品药品管理局（FDA）制定了仅限于药品的 GLP 规范草案。1980 年由美国联邦环保局（EPA）在《联邦杀虫、杀菌、杀鼠剂法》中发布了有关农药的 GLP 标准。加拿大、日本、韩国等国家先后发布了本国的 GLP 法规。欧共体在 1975 年 5 月公布了关于药品药理毒理、临床及临床标准草案法规，在 1986 年提出 GLP 草案，1988 年又发布 GLP 检查法令。欧共体 GLP 和经济合作与发展组织（OECD）的 GLP 原则一致。

我国首先从医药行业开始 GLP 认定活动。1993 年 12 月国家药品监督管理局颁布了《药品非临床研究质量管理规定（试行）》。随后，国家环境保护总局等部委也先后制定了本行业的 GLP 标准。我国农药行业 GLP 工作始于 2002 年，2002~2003 年农业部农药检定所和沈阳化工研究院共同承担了"十五"国家重大科技攻关项目"新农药创制研究及产业化关键技术开发"中的子项目——"农药安全评价 GLP/SOP 体制的建立与完善"，通过项目的实施，制定了《农药毒理学安全性评价良好实验室规范》。目前，我国已被 OECD 接受为正式观察员。

随着经济的发展和人民卫生意识的逐渐加强，国内对 GLP 的认识有了很大提高，在 GLP 体系的建立和完善上，也取得了一些可喜的进展，GLP 规范的国际互认也逐渐受到人们的重视。国家食品药品监督管理部门不断吸取总结我国试行 GLP 数年来的经验和教训，并参照发达国家和世界卫生组织的 GLP 原则，对 GLP 规范分别进行了两次修订：1999 年 10 月 14 日，国家食品药品监督管理局首次修改发布《药品非临床研究质量管理规范（试行）》，明确了各层次人员的职责、质量保证部门的职责，明确了 GLP 的监督检查及认证部门；2003 年 8 月 13 日，经国家食品药品监督管理局局务会审议通过，再次修订 GLP 规范；2007 年 4 月正式颁发了《药物非临床研究质量管理规范认证管理办法》，为 GLP 认证管理提供法制依据，并对已通过 GLP 认证的药物非临床安全性评价研究机构每 3 年进行复核检查。为进一步推进 GLP 认证实施，提高受理效率，国家食品药品监督管理总局于 2016 年发布了《药物非临床研究质量管理规范认证服务指南》（2016 年第 110 号），对药物非临床研究质量管理规范认证施行电子申请受理，对申报资料要求和提交、认证程序等给予了详细指导。

3. GLP 的内容

本规范设置了 9 个章节的内容，共 45 条，包括如下内容。

第一章　总则　总则描述了制定该质量管理规范的目的和适用范围。

第二章　组织机构和人员　本章阐述了非临床安全性评价研究机构的人员资质要求，机构负责人职责、质量保证部门人员职责以及研究工作专题负责人的职责内容。

第三章　实验设施　本章主要阐述了非临床研究开展所需建立的相应实验设施要求，包括动物饲养设施、动物用品存放设施、具体供试品和对照品的处置设施以及保管实验方案、标本、记录报告等有关文件档案的设施。

第四章　仪器设备和实验材料　本章主要阐述了对实验室内备有的仪器设备和实验材料管理的相关要求，其中具体描述了供试品和对照品的管理要求，内容如下。

（1）实验用的供试品和对照品，应有专人保管，有完善的接收、登记和分发的手续，供试品和对照品的批号、稳定性、含量或浓度、纯度及其他理化性质应有记录，对照品为市售商品时，可用其标签或其他标示内容。

（2）供试品和对照品的贮存保管条件应符合要求，贮存的容器应贴有标签，标明品名、缩写名、代号、批号、有效期和贮存条件。

（3）供试品和对照品在分发过程中应避免污染或变质，分发的供试品和对照品应及时贴上准确的标签，并按批号记录分发、归还的日期和数量。

（4）需要将供试品和对照品与介质混合时，应在给药前测定其混合的均匀性，必要时还应定期测定混合物中供试品和对照品的浓度和稳定性，混合物中任一组分有失效期的，应在容器标签上标明，两种以上组分均有失效日期的，以最早的失效日期为准。

第五章　标准操作规程　本章主要规定了与实验工作相适应的标准操作规程须涵盖的相关内容，以及标准操作规程的日常管理内容。其中标准操作规程主要包括以下方面。

（1）标准操作规程的编辑和管理。

（2）质量保证程序。

（3）供试品和对照品的接收、标识、保存、处理、配制、领用及取样分析。

（4）动物房和实验室的准备及环境因素的调控。

（5）实验设施和仪器设备的维护、保养、校正、使用和管理。

（6）计算机系统的操作和管理。

（7）实验动物的运输、检疫、编号及饲养管理。

（8）实验动物的观察记录及实验操作。

（9）各种实验样品的采集、各种指标的检查和测定等操作技术。

（10）濒死或已死亡动物的检查处理。

（11）动物的尸检、组织病理学检查。

（12）实验标本的采集、编号和检验。

（13）各种实验数据的管理和处理。

（14）工作人员的健康检查制度。

（15）动物尸体及其他废弃物的处理。

（16）需要制定标准操作规程的其他工作。

第六章 研究工作的实施 本章主要阐述了研究工作实施细则，包括实验方案的管理内容及主要内容，研究工作结束后报告撰写的管理内容及报告主要内容。

其中实验方案主要内容如下。

（1）研究专题的名称或代号及研究目的。

（2）非临床安全性评价研究机构和委托单位的名称及地址。

（3）专题负责人和参加实验的工作人员姓名。

（4）供试品和对照品的名称、缩写名、代号、批号、有关理化性质及生物特性。

（5）实验系统及选择理由。

（6）实验动物的种、系、数量、年龄、性别、体重范围、来源和等级。

（7）实验动物的识别方法。

（8）实验动物饲养管理的环境条件。

（9）饲料名称或代号。

（10）实验用的溶媒、乳化剂及其他介质。

（11）供试品和对照品的给药途径、方法、剂量、频率和用药期限及选择的理由。

（12）所用毒性研究指导原则的文件及文献。

（13）各种指标的检测方法和频率。

（14）数据统计处理方法。

（15）实验资料的保存地点。

第七章　资料档案　本章主要阐述了实验方案、标本、原始资料、文字记录和总结报告的原件、与实验有关的各种书面文件、标注操作规程等资料档案的管理。

第八章　监督检查　本章主要规定了实施监督检查的机构以及接受监督检查的范围。

第九章　附则　本章阐述了规范所用相关术语定义，并规定最终解释权归国家食品药品监督管理部门和有效施行日期。

二、药品临床试验质量管理规范（GCP）

1. GCP 的定义与发展

GCP 是英文名称 Good Clinical Practices 的缩写。中文名称为"药品临床试验质量管理规范"，是规范药品临床试验全过程的标准规定，其目的在于保证临床试验过程的规范，结果科学可靠，保护受试者的权益并保障其安全。1998 年 3 月 2 日卫生部颁布了《药品临床试验管理规范（试行）》；国家食品药品监督管理局成立后对该规范进行了进一步的讨论和修改，于 2003 年 9 月 1 日起正式实施。《药物临床试验质量管理规范》是药物临床试验全过程的标准规定，包括方案设计、组织实施、监查、稽查、记录、分析总结和报告。

2. GCP 的内容

我国现行《药物临床试验质量管理规范》分为 13 章，共 72 条，主要包括以下内容。

第一章　总则　总则描述了制定药物临床试验管理规范的总宗旨和制定该标准的目的。

第二章　临床试验前的准备与必要条件　GCP 对临床试验准备和必要条件作了以下规定。

（1）进行药物临床试验必须有充分的科学依据　在进行人体试验前，必须周密考虑该试验的目的及要解决的问题，应权衡对受试者和公众健康预期的受益及风险，预期的受益应超过可能出现的损害。选择临床试验方法必须符合科学和伦理要求。

（2）临床试验用药品由申办者准备和提供　进行临床试验前，申办者必须提供试验药物的临床前研究资料，包括处方组成、制造工艺和质量检验结果。所提供的临床前资料必须符合进行相应各期临床试验的要求，同时还应提供试验药物已完成和其他地区正在进行的与临床试验有关的有效性和安全性资料。临床试验药物的制备，应当符合 GMP 的要求。

（3）设施与条件应满足安全有效地进行临床试验的需要　所有研究者都应具备承担该项临床试验的专业特长、资格和能力，并经过培训。临床试验开始前，研究者和申办者应就试验方案、试验的监督、稽查和标准操作规程以及试验中的职责分工等达成书面协议。

　　第三章　受试者的权益保障　本章涉及了参与试验人员的权利和义务，其中涉及了伦理委员会的相关知识，伦理委员会对临床试验的实施进行批准、监督，保护试验人员的合法权益。

伦理委员会应从保障受试者权益的角度严格按下列各项审议试验方案。

（1）研究者的资格、经验、是否有充分的时间参加临床试验，人员配备及设备条件等是否符合试验要求。

（2）试验方案是否充分考虑了伦理原则，包括研究目的、受试者及其他人员可能遭受的风险和受益及试验设计的科学性。

（3）受试者入选的方法，向受试者（或其家属、监护人、法定代理人）提供有关本试验的信息资料是否完整易懂，获取知情同意书的方法是否适当。

（4）受试者因参加临床试验而受到损害甚至发生死亡时，给予的治疗和 / 或保险措施。

（5）对试验方案提出的修正意见是否可接受。

（6）定期审查临床试验进行中受试者的风险程度。

　　第四章　试验方案　本章规定方案应由研究者与申办者共同商定并签字，报伦理委员会审批后实施。第十七条规定临床试验方案应包括以下内容。

（1）试验题目。

（2）试验目的，试验背景，临床前研究中有临床意义的发现和与该试验有关的临床试验结果、已知对人体的可能危险与受益，及试验药物存在人种差异的可能。

（3）申办者的名称和地址，进行试验的场所，研究者的姓名、资格和地址。

（4）试验设计的类型，随机化分组方法及设盲的水平。

（5）受试者的入选标准，排除标准和剔除标准，选择受试者的步骤，受试者分配的方法。

（6）根据统计学原理计算要达到试验预期目的所需的病例数。

（7）试验用药品的剂型、剂量、给药途径、给药方法、给药次数、疗程和有关合并用药的规定，以及对包装和标签的说明。

（8）拟进行临床和实验室检查的项目、测定的次数和药代动力学分析等。

（9）试验用药品的登记与使用记录、递送、分发方式及储藏条件。

（10）临床观察、随访和保证受试者依从性的措施。

（11）中止临床试验的标准，结束临床试验的规定。

（12）疗效评定标准，包括评定参数的方法、观察时间、记录与分析。

（13）受试者的编码、随机数字表及病例报告表的保存手续。

（14）不良事件的记录要求和严重不良事件的报告方法、处理措施、随访的方式、时间和转归。

（15）试验用药品编码的建立和保存，揭盲方法和紧急情况下破盲的规定。

（16）统计分析计划，统计分析数据集的定义和选择。

（17）数据管理和数据可溯源性的规定。

（18）临床试验的质量控制与质量保证。

（19）试验相关的伦理学。

（20）临床试验预期的进度和完成日期。

（21）试验结束后的随访和医疗措施。

（22）各方承担的职责及其他有关规定。

（23）参考文献。

第五章　研究者的职责　本章详细规定了负责临床试验的研究者的资质要求以及研究者在整个临床试验过程中应该承担的相关职责内容。

第六章　申办者的职责　本章详细规定了申办者在临床试验过程中应承担的相关职责内容。

第七章　监查员的职责　本章详细规定了临床试验过程中监察员的资质要求及在临床试验中应承担的职责。

第八章　记录与报告　本章规定临床试验中各种实验室数据均应记录或将原始报告复印件粘贴在病例报告表上，在正常范围内的数据也应具体记录。病历作为临床试验的原始文件，应完整保存。临床试验中的资料均须按规定保存（附录2临床试验保存文件）及管理。研究者应保存临床试验资料至临床试验终止后5年。申办者应保存临床试验资料至试验药物被批准上市后5年。

第九章 数据管理与统计分析 本章规定临床试验的数据必须按试验方案设计的随机分配方案进行，并且数据的收集和统计、得出的结论都应根据科学的统计分析方法。

第十章 试验用药品的管理 试验用药品的使用由研究者负责，申办者负责对临床试验用药品作适当的包装与标签，并标明为临床试验专用。对药品的使用情况应该做相应的记录，记录包括数量、装运、递送、接受、分配、应用后剩余药物的回收与销毁等方面的信息。

第十一章 质量保证 本章规定了研究者和申请者均应该在各自的职责范围内履行自己的职责，保证临床试验的顺利进行。

药品监督管理部门、申办者可委托稽查人员对临床试验相关活动和文件进行系统性检查。药品监督管理部门应对研究者与申办者在实施试验中各自的任务与执行状况进行视察。参加临床试验的医疗机构和实验室的有关资料及文件（包括病历）均应接受药品监督管理部门的视察。

第十二章 多中心试验 本章首先解释了多中心试验，多中心试验由多位研究者按同一试验方案在不同地点和单位同时进行的临床试验。各中心同期开始与结束试验。多中心试验由一位主要研究者总负责，并作为临床试验各中心间的协调研究者。本规范第六十六条规定了多中心试验的计划和组织实施要考虑的几个要点。

第十三章 附则 附则部分对相关的术语进行了解释，如：知情同意书、申办者、研究者。

附录 1 世界医学大会赫尔辛基宣言 人体医学研究的伦理准则。

附录 2 临床试验保存文件 该附录具体给出临床试验准备阶段、临床试验进行阶段以及临床试验完成后三个阶段需保存的文件目录。

第六章　药品生产监管法规概述

药品生产是药品的质量形成阶段，是影响药品质量水平的关键阶段。与药品生产相关的法律法规主要有《药品生产质量管理规范》（GMP）、《药品生产监督管理办法》以及《药品说明书和标签管理规定》。本章主要介绍《药品生产质量管理规范》（GMP）相关内容。

一、GMP 概述

《药品生产质量管理规范》原名为 "Good Practice in the Manufacturing and Quality Control of Drugs"，简称 "Good Manufacturing Practice"。以后人们称此制度为 GMP 制度。GMP 是在药品生产全过程实施质量管理，保证生产出优质药品的一整套系统的、科学的管理规范，是药品生产和质量管理的基本准则。

二、GMP 起源与发展

1. GMP 起源

美国是世界上第一个将药品生产质量管理制度形成法定性规范的国家。在美国首版的 GMP 批准以前，美国食品药品监督管理局（Food and Drug Administration，FDA）对药品生产和管理的监督尚处在 "治标" 的阶段，他们把注意力集中在药品的抽样检验上。但美国 FDA 的官员在他们的监督管理实践中发现，被抽校样品的结果并不都能真实地反映市场上药品实际的质量状况。美国 FDA 为此对一系列严重的药品投诉事件进行了详细的调查。调查结果表明，多数事故是由于药品生产中的交叉污染所致。1961 年，又发生了震惊世界的 "反应停" 事件，这是一次源于前西德（联邦德国），波及世界的 20 世纪最大药害事件：一种曾用于妊娠反应的药物——Thalidomide（又称反应停、沙利度胺、肽咪哌啶酮），导致了成千上万例畸胎，由于产下的畸形婴儿形似海豹肢体，被称为 "海豹胎"，同时这些畸形婴儿伴有心脏和胃肠道的畸形，死亡率达 50% 以上。"反应停" 事件曝光之前，该药已在市场流通了 6 年，它未经过严格的临床试验，而生产反应停的前西德格仑蓝苏药厂隐瞒了已收到的有关该药毒性反应的一百多例报告。这次灾难波及世界各地，受害者超过 15000 人，被公认为史上最大的药害事件。

美国是少数几个幸免于难的发达国家之一。当时美国 FDA 官员在审查此药时，发现该药缺乏美国药品监督管理法律法规所要求的足够的临床试验资料，如长期毒性试验报告，所以拒绝将其引入国内。这场灾难虽没有波及美国，但在美国社会激起了公众对药品监督管理的普遍重视，促使美国对药品管理有关法律法规的修订，并于 1962 年颁布了《Kefauver-Harris 法案》，这个法案的主要内容有：

第一，要求在美的所有药品不仅要提供安全性证明，还要提供有效性证明；

第二，确定药品广告申请制度；

第三，确定新药临床申请制度（Investigational New drug，IND）和新药上市申请制度（New drug application，NDA）；

第四，要求在美所有制药企业必须实施药品生产质量管理规范（GMP）

美国 FDA 于 1963 年颁布了世界上第一部《药品生产质量管理规范》（GMP），药品生产企业如果没有实施 GMP，其产品不得出厂销售。如果制药企业没有按照 GMP 的要求组织生产，不管样品抽检是否合格，美国 FDA 都有权将这样生产出来的药品视作伪劣药品。GMP 的颁布是药品生产质量管理中"质量保证"概念的新的起点。

GMP 的理论在此后多年的实践中经受了考验，获得了发展，它在药品生产和质量保证中的积极作用逐渐被各国政府所接受。自美国 FDA 颁布 GMP 指导美国制药企业进行药品生产和质量管理后，WHO 于 1969 年建议各成员国的药品生产采用药品 GMP 制度，并在《关于实施国际贸易中药品质量保证制度的指导原则》中规定："出口药品必须按照药品 GMP 的要求进行，定期监督检查及出具符合药品 GMP 要求的证明。"这标志着 GMP 的理论和实践开始从一国走向世界。在此后的 30 多年内，世界很多国家、地区为了维护消费者的利益和提高本国药品在国际市场的竞争力，根据药品生产和质量管理的特殊要求，以及本国的国情，分别制订了本国的 GMP，一个推行 GMP 的热潮在全世界兴起。

2. 我国 GMP 发展历程

见表6-1。

表6-1　我国 GMP 发展历程

时间	机构	事项
1982年	中国医药工业公司	制定《药品生产管理规范（试行稿）》
1985年	国家医药管理局	修订并颁发《药品生产管理规范》
1985年	中国医药工业公司	编写《药品生产管理规范实施指南》
1988年	卫生部	颁布我国第一版《药品生产质量管理规范》，但只是作为一种行业标准
1991年	国家医药管理局	根据《药品管理法实施办法》的规定，国家医药管理局成立了推行 GMP、GSP 委员会，负责组织医药行业实施 GMP 和 GSP 工作
1992年	卫生部	颁布《药品生产质量管理规范》（1992年修订），并明确了执行的有关事项
1993年	国家医药管理局	实施 GMP 的八年规划（1993年至2000年）。提出"总体规划，分步实施"的原则，按剂型的先后，在规划的年限内，达到 GMP 的要求
1995年至1997年	国家医药管理局	制订了《粉针剂实施〈药品生产质量管理规范〉指南》《大容量注射液实施〈药品生产质量管理规范〉指南》《原料药实施〈药品生产质量管理规范〉指南》和《片剂、硬胶囊剂、颗粒剂实施〈药品生产质量管理规范〉指南》以及检查细则等指导文件，并开展了粉针剂和大容量注射液剂型的 GMP 达标验收工作
1999年	国家药品监督管理局	颁布《药品生产质量管理规范》（1998年修订）
1999年	国家药品监督管理局	颁布《药品 GMP 认证管理办法》
1999年	国家药品监督管理局	发布《药品生产质量管理规范》（1998年修订）附录，明确了对无菌药品、非无菌药品、原料药、生物制品、放射性药品、中药制剂等的生产和质量管理的特殊要求，同时突出了验证工作在药品生产和质量管理中的重要意义
2001年	中国化学制药工业协会	颁布《药品生产质量管理规范实施指南》（2001年版）
2011年	国家食品药品监督管理局	发布《药品生产质量管理规范（2010年修订）》

国家食品药品监督管理局于 2011 年出台了现行的新版 GMP。新版药品 GMP 坚持"安全、有效、质量可控"的原则，重点在于细化软件要求，使其更具有可操作性，并尽可能避免歧义，强化了文件管理，并引入一些新概念，如药品质量受权人、设计确认、变更控制、偏差处理等。同时，在借鉴和参考国际 GMP 先进标准的基础上，兼顾国情，增加了诸如供应商的审计和批准等重点

内容，以期强化国内企业对于相关环节的控制和管理。修订的药品 GMP 同时强化了 GMP 与药品注册和上市后监管的联系，使相关要求与最新的《药品注册管理办法》《药品召回管理办法》等规章的要求相匹配。明确提出应由药品生产企业负责执行产品的召回，并对召回的产品数量进行平衡，促使企业不断关注上市后产品的质量。新版 GMP 参考了世界卫生组织、美国食品药品管理局及欧盟的相关 GMP 标准，修订的 GMP 通则共 14 章 313 条，较为完整、详细地阐述了药品生产质量管理规范对所有药品的基本要求。

三、实施 GMP 的重要意义

（1）GMP 是防止药品在生产中发生差错、混淆和污染，确保药品质量的有效手段，已成为国际医药贸易对药品生产质量的重要要求，成为国际通用的药品生产及质量管理所必须遵循的原则，是医药产品进入国际市场的先决条件。进行 GMP 认证符合质量管理国际化、标准化、动态管理的发展趋势。

（2）随着国务院药品监督管理部门对《药品生产质量管理规范》《药品 GMP 认证管理办法》《药品 GMP 认证工作程序》等有关法规的颁布，以及国家在药品注册、药品生产许可证的换发、药品定价等方面倾斜性政策的执行，制药企业的 GMP 认证工作已经由被动的行为变为企业自身发展的需求。与此同时，GMP 的实施对传统管理体系的各个方面均提出了挑战，一些不适应 GMP 的管理要求的做法必然会逐渐退出历史舞台。淘汰落后的管理办法，强化符合 GMP 要求的管理，是企业发展的必由之路。

（3）有利于为制药企业提供一套药品生产和质量管理所遵循的基本原则和方法，促进企业强化质量管理，有助于企业管理现代化，采用新技术、新设备，提高产品质量和经济效益，是企业和产品增强竞争力的重要保证。

（4）实施药品生产质量规范化管理有利于提高企业和监督管理人员素质，增强质量意识，提高我国民族制药工业的整体水平。它是企业形象的重要象征，是医药企业对社会公众用药安全高度负责精神的具体体现。

四、GMP 的分类

1. 按适用范围分类

具有国际性质的 GMP，如世界卫生组织（WHO）的 GMP，欧洲自由贸易联盟（PIC）的 GMP，欧洲经济共同体（EEC）的 GMP 等。

国家权力机构颁布的 GMP，如中华人民共和国国家药品监督管理局、美国 FDA、英国卫生和社会保障部、日本厚生省等政府机关制定的 GMP。

工业组织制定的 GMP，如美国制药工业联合会制定的、中国医药工业公司、瑞典工业协会等制定的 GMP。

2. 按性质分类

作为法律规定、具有法律效应的 GMP，如美国、日本、中国的 GMP。

作为建议性的规定，不具有法律效应的 GMP。如我国医药工业公司于 1982 年制定的 GMP、联合国 WHO 的 GMP。

五、我国 GMP 的内容

GMP 的内容很广泛，可以将其分为硬件系统和软件系统。硬件系统主要包括厂房、设施、设备等的目标要求，这部分涉及必需的人财物的投入，以及标准化管理。软件系统主要包括人员、组织机构、组织工作、生产工艺、记录、制度、方法、文件化程序、培训等，可概括为以智力为主的投入产出。在实践中硬件部分必然涉及较多的经费，涉及该国、该企业的经济能力；软件通常反映出管理和技术水平问题。因此，用硬件和软件来划分 GMP 内容，有利于 GMP 的实施。许多发展中国家推行 GMP 制度初期，往往采用对硬件提出最低标准要求，而侧重于抓软件的办法。

我国现行的《药品生产质量管理规范》（2010 年修订），以下简称新版 GMP，共 14 章，313 条。较为完整、详细地阐述了对所有生产药品的基本要求。包括总则、质量管理、机构与人员、厂房与设施、设备、物料与产品、确认与验证、文件管理、生产管理、质量控制与质量保证、委托生产与委托检验、产品发运与召回、自检和附则。新版 GMP 的附录共五部分，分为无菌药品、原料药、生物制品、血液制品、中药制剂，是对《规范》中原则性规定的补充规定。

（一）GMP 中对机构与人员的规定

机构是药品生产和质量管理的组织保证，人员则是药品生产和质量管理的执行主体。GMP 要求，药品生产企业在机构设置的过程中要遵循因事设岗、因岗配人的原则，使全部质量活动能落实到岗位、人员。各部门既要有明确的分工，又要相互协作、相互制约。

药品 GMP 规定"企业应当建立与药品生产相适应的管理机构，并有组织机构图。""企业应当配备足够数量并具有适当资质（含学历、培训、实践经验）的管理和操作人员，应当明确规定每个部门和每个岗位的职责。岗位职责不得遗漏，交叉的职责应当有明确规定。每个人所承担的职责不应当过多。"

1. 机构

药品生产企业的内部机构设置一般为：质量管理部门（可分别设立质量保证部门和质量控制部门）、生产管理部门、工程部门、物流部门、研究开发部门、销售部门、财务部门和人事部门。尤其应注意将生产和质量管理部门分开设置，以保证质量管理部门的权威性。

2. 人员

人员是药品生产和推行 GMP 的首要条件，是 GMP 中最关键、最根本的因素之一。GMP 不仅要求各级机构和人员职责明确，并配备一定数量的与药品生产相适应的具有专业知识、生产经验及组织能力的管理人员和技术人员，也对人员的培训作了全面的要求，强调培训工作的针对性、有效性、持续性。

（1）人员的资质　药品 GMP 规定了企业生产和质量管理负责人及操作人员具有一定资质。企业主管药品生产管理和质量管理的负责人应当至少具有药学或相关专业本科学历（或中级专业技术职称或执业药师资格），有药品生产和质量管理经验，对 GMP 的实施和产品质量负责。根据产品的不同，生产管理部门和质量管理部门的负责人应具有相应的专业知识。GMP 还明确要求，这两个部门的负责人不得互相兼任。从事药品生产操作及质量检验人员应经专业技术培训，具备专业基础知识和实际操作技能。

（2）人员的培训　对药品生产企业所有员工进行培训，是全面质量管理的要求之一。与此同时，还要建立完善的培训体系，即：培训制度、培训计划、培训记录等，创造企业的培训氛围、重视培训结果，加强员工的质量意识及实际操作技能。确定培训对象，并根据培训的对象确定培训内容、制定教育方案。受培训教育的员工，经培训后应进行考核，同时建立员工的培训档案。

（二）GMP 中对厂房与设施的规定

1. 厂房与设施

厂房与设施对制剂药品生产全过程与原料药生产中影响药品质量的关键工序所需要的厂房与设施作了比较细致的原则性规定。

（1）厂房设施的总体设计与要求

①总体布局　厂房的选址、设计、布局、建造、改造和维护必须符合药品生产要求，应能最大限度避免产生污染、交叉污染、混淆和差错的风险，便于清洁、操作和维护。企业应有整洁的生产环境；厂区的地面、路面及运输等不应对药品的生产造成污染；生产、行政、生活和辅助区的总体布局应合理，不得互相妨碍。

②工艺布局　工艺布局应按生产流程及所要求的空气洁净度等级合理布局，做到厂区和厂房内的人、物流走向合理，防止污染和交叉污染，人员和物料生产区域的出口应分别设置。不同空气洁净度级别的洁净室宜按空气洁净度等级的高低由里及外布置。

③厂房内部　设计和建设厂房时应考虑使用时便于清洁。洁净室（区）的内表面应平整光滑、无裂缝、接口严密、无颗粒物脱落，并能耐受清洗和消毒，墙壁与地面的交界处宜成弧形或采取其他措施，以减少灰尘积聚和便于清洁。厂房应有适当的照明、温湿度和通风，确保生产和贮存的药品质量以及相关设备性能不会直接或间接地受到影响。厂房的设计和安装的设施应能有效防止昆虫或其他动物进入。厂房必要时应有防尘、捕尘设施。

（2）洁净室的设施与要求

①我国生产洁净室的空气洁净度分级　我国生产洁净室的空气洁净度按照药品 GMP 附录的规定分为四个等级，见表6-2。

表 6-2　洁净室（区）空气洁净度级别表

洁净度级别	尘粒最大允许数／m³（静态）		微生物最大允许数	
	≥0.5μm	≥5.0μm	浮游菌/m³	沉降菌/皿
A 级	3520	20	<1	<1
B 级	3520	29	10	5
C 级	3520000	2900	100	50
D 级	3520000	29000	200	100

洁净室（区）在静态条件下检测尘埃粒子数、浮游菌数或沉降菌数必须符合规定，应定期监控动态条件下的洁净状况。

②各类药品生产环境的空气洁净度要求　各类药品生产环境的空气洁净度级别的要求是不同的。其中，无菌药品生产环境分为最终灭菌药品、非最终灭菌药品和其他无菌药品。

最终灭菌药品　A 级或 B 级背景下的局部 A 级：大容量注射剂（≥50ml）

的灌封；B 级：注射剂的稀配、滤过；小容量注射剂的灌封；直接接触药品的包装材料的最终处理；D 级：注射剂浓配或采用密闭系统的稀配。

非最终灭菌药品　A 级或 B 级背景下局部 A 级：灌装前不需要除菌滤过的药液配制；注射剂的灌封、分装和压塞；直接接触药品的包装材料最终处理后的暴露环境；B 级：灌装前需除菌滤过的药液配制；C 级：轧盖，直接接触药品的包装材料最后一次清洗的最低要求。

其他无菌药品　C 级：供角膜创伤或手术用滴眼剂的配制和灌装。

③药品 GMP 对洁净室的具体要求　洁净室（区）的窗户、天棚及进入室内的管道、风口、灯具与墙壁或天棚的连接部位均应密封。空气洁净级别不同的相邻房间之间的静压差与洁净室（区）与室外大气的静压差应大于 10Pa，并应有指示压差的装置。

洁净室（区）的温度和相对湿度应与药品生产工艺要求相适应。无特殊要求时，温度应控制在 18~26℃，相对湿度应控制在 45%~65%。

洁净室（区）内安装的水池、地漏不得对药品产生污染。

洁净室（区）内空气的微生物数和尘粒数应定期监测，监测结果应记录存档。不同空气洁净度级别的洁净室（区）之间的人员及物料出入，应有防止交叉污染的措施。

2. 设备

设备是生产进行的必备条件，为了防止污染和交叉污染，GMP 对于设备的设计、选型、使用等都是从这个要求出发，从而使其与厂房设施等一同构建药品质量保证的硬件体系。

设备是生产进行的必备条件，GMP 对于设备不仅要求其满足工艺生产技术的要求、不污染环境和药物，而且要利于清洗、消毒或灭菌，并适应设备验证的需要。

（1）设备选择　药品生产企业设备的设计、选型、安装改造和维护必须符合预定用途。易于清洗、消毒或灭菌，便于生产操作和维修、保养，并能防止差错和减少污染。与药品直接接触的设备表面应光洁、平整、易清洗或消毒、耐腐蚀，不与药品发生化学变化或吸附药品。设备所用的润滑剂、冷却剂等不得对药品或容器造成污染。与设备连接的主要固定管道应标明管内物料名称、流向。储罐和输送管道所用材料应无毒、耐腐蚀。管道的设计和安装应避免死角、盲管。储罐和管道要规定清洗、灭菌周期。

（2）设备的管理 GMP要求生产、检验设备均应有使用、维修、保养记录，并由专人管理。这就要求药品生产企业必须建立设备管理档案、定期对设备进行保养、维修、清洗及计量检定，并为其设置明显的状态标志。

①设备管理档案 药品生产企业必须对企业内全部的设备、仪器仪表、衡器进行登记。对固定资产的设备建立台账、卡片并建立设备档案。

②设备保养、维修和清洗 药品生产企业应该制定设备的保养、检修规程，并制定相应计划，以确保设备始终处于正常运行状态。在设备的保养和维修过程中，不得影响产品质量。不合格的设备应搬出生产区，未搬出前应有明显标志，标明其状态。设备的清洗应该制定清洗规程。

③生产设备的状态标志 即对运行的设备应标明正在加工何种物料；对停运的设备应标明其性能状况、能否使用、待修或维修；对已报废的设备，应从生产线上清除。

④计量管理 药品质量的检验，需要通过各种检验设备进行测试，所有测试结果的正确性都建立在计量器具准确、可靠的基础上。因此需要对企业内的相关设备进行计量管理。GMP要求用于生产和检验的仪器、仪表、量具、衡器等，其适用范围和精密度应符合生产和检验的要求，有明显的合格标志，并定期校验。

3. 水系统的管理

工艺用水技术是制药工艺的重要设施组成及必需的技术支撑。在工艺用水的生产过程中，不仅要对生产过程进行监控，而且最终产品要符合国家标准。工艺用水主要包括纯化水和注射用水。

（三）GMP中对软件管理的规定

1. 物料管理

物料是指药品生产用的原料、辅料、包装材料等。GMP控制生产全过程所有影响药品质量因素的指导思想，决定了为保证药品质量，必须对从原料到成品乃至销售的全过程进行控制，原辅料作为药品生产的源头，直接影响药品的最终质量。因此，实施GMP必须从源头抓起，对用于药品生产的原辅料及包装材料进行管理，对物料的购入、储存、发放、使用等制定管理制度，并形成相应的文件。

（1）建立物料管理系统 物料管理系统包括供应商的选择，物料采购计划的制定与实施，生产计划的制定与实施，原辅料及包材的接收、储存、发放及销毁，成品的接收、储存、发放及销毁等内容。

（2）制定物料管理制度　制定原辅料、包装材料的管理制度，是药品生产过程应用合格原辅料、包装材料的保证，也是生产出合格药品的保证。制定物料管理制度，可以防止物料的混淆和交叉污染，保证未经批准合格的物料不会用于生产。

2. 卫生管理

（1）清洁规程　药品生产车间、工序、岗位均应按生产和空气洁净度级别的要求制定厂房、设备、容器等清洁规程，内容应包括：清洁方法、程序、间隔时间，使用的清洁剂或消毒剂，清洁工具的清洁方法和存放地点。

（2）洁净室的卫生　洁净室（区）仅限于该区域生产操作人员和经批准的人员进入。进入洁净室（区）的人员不得化妆和佩带饰物，不得裸手直接接触药品。洁净室（区）应定期消毒。使用的消毒剂不得对设备、物料和成品产生污染。消毒剂品种应定期更换，防止产生耐药菌株。

（3）生产区的卫生　生产区不得存放非生产物品和个人杂物。生产中的废弃物应及时处理。更衣室、浴室及厕所的设置不得对洁净室（区）产生不良影响。

（4）人员卫生　人体产生和散发的污染物多种多样，因此必须加强对个人卫生的管理，防止和减少人对药品的污染。

①洁净服的管理　工作服的选材、式样及穿戴方式应与生产操作和空气洁净度级别要求相适应，并不得混用。洁净工作服的质地应光滑、不产生静电、不脱落纤维和颗粒性物质。无菌工作服必须包盖全部头发、胡须及脚部，并能阻留人体脱落物。不同空气洁净度级别使用的工作服应分别清洗、整理，必要时消毒或灭菌。工作服洗涤、灭菌时不应带入附加的颗粒物质，工作服应制定清洗周期。

②人员的卫生管理　药品生产人员应有健康档案。直接接触药品的生产人员每年至少体检一次。传染病、皮肤病患者和体表有伤口者不得从事直接接触药品的生产。对于不同洁净区的人员卫生要求有所不同。

3. 文件管理

文件管理是企业质量保证体系的重要部分，企业应对管理体系中采用的全部要素、要求和规定编制成各项制度、标准程序等，从而形成文件体系，并保证企业有关员工对文件有正确一致的理解。与此同时，在实施中要及时、正确地记录执行情况且保存完整的执行记录，从而保证药品生产经营活动的全过程规范化运作。

GMP 的文件系统包括管理标准、技术标准、管理文件和文件管理四部分。

（1）管理标准 管理标准是指药品生产企业的规章制度及其实施中的记录。如环境、厂房、设备、人员等卫生管理制度和记录等。

（2）技术标准 技术标准是指药品生产技术活动中，由国家、地方、行政及企业颁布和制定的技术性规范、准则、规定、办法、规格标准、规程和程序等书面要求，如产品质量标准等。

（3）管理文件 管理文件分为产品生产管理文件和产品质量管理文件，管理文件是 GMP 管理的核心文件。

①产品生产管理文件 包括生产工艺规程，岗位操作法或标准化操作规程，批生产记录，批包装记录，岗位操作记录和批档案。

生产工艺规程内容包括：品名，剂型，处方，生产工艺的操作要求，物料、中间产品、成品的质量标准和技术参数及储存注意事项，物料平衡的计算方法，成品容器、包装材料的要求等。

岗位操作法的内容包括：生产操作方法和要点，重点操作的复核、复查，中间产品质量标准及控制，安全和劳动保护，设备维修、清洗，异常情况处理和报告，工艺卫生和环境卫生等。

标准化操作规程（SOP）是组成岗位操作法的基本单元，包括生产操作、辅助操作及管理操作规程。SOP 主要内容应包括：题目、编号、制定人及制定日期、审核人及审核日期、批准人及批准日期颁发部门、生效日期、分发部门、标题及正文。

批生产记录内容包括：产品名称、生产批号、生产日期、操作者、复核者的签名，有关操作与设备、相关生产阶段的产品数量、物料平衡的计算、生产过程的控制记录及特殊问题记录。

批包装记录内容包括：包装产品的名称、批号、规格；印有批号的标签和使用说明书以及产品合格证；待包装产品和包装材料的领取数量及发放人、领用人、核对人签名；已包装产品的数量；前次包装操作的清场记录（副本）及本次包装清场记录（正本）；本次包装操作完成后的检验核对结果、核对人签名；生产操作负责人签名。

岗位操作记录主要是对执行岗位操作法或 SOP 的记录。

批档案分为原物料批档案和产品批档案。产品批档案由批生产相关记录、质量检验记录及成品销售记录组成。

②产品质量管理文件　包括药品的申请和审批文件；物料、中间产品和成品质量标准及其检验操作规程；产品质量稳定性考察文件；批检验记录。

（4）文件管理　药品生产企业应建立文件的起草、修订、审查、批准、撤销、印制及保管的管理制度。在文件的编制过程中，保证文件的系统性、动态性、适用性、严密性、可追溯性。分发、使用的文件应为批准的现行文本。已撤销和过时的文件除留档备查外，不得在工作现场出现。

4. 验证

验证的过程是保证生产状态符合药品质量要求的重要保障，是用以证实在药品生产和质量控制中所用的厂房、设施、设备、原辅材料、生产工艺、质量控制方法以及其他有关的活动或系统，确实能达到预期目的的一系列活动，是一个涉及药品生产全过程及 GMP 各要素的系统工程。

（1）验证方式及其应用范围　验证作为控制系统活动达到预期目的的有效方法，是一系列的活动，包括前验证、回顾性验证、同步验证和再验证。

①前验证（prospective validation）　在新产品、新处方、新工艺、新设备正式投入生产使用前，必须针对其是否达到设定的要求而进行的验证。

②回顾性验证（retrospective validation）　以积累的生产、检验和其他有关历史资料为依据，回顾、分析工艺的全过程，证实其控制条件的有效性，通常用于非无菌产品生产工艺的验证。

③同步验证（concurrent validation）　生产过程中，在某项工艺运行的同时进行的验证，以证明该工艺达到预期要求。该验证适用于对所验证的产品工艺有一定的经验，其检验方法、取样、监控措施等较成熟。可用于非无菌产品生产工艺的验证。

④再验证（revalidation）　指对产品已经验证过的生产工艺、关键设施及设备、系统或物料在生产一定周期后进行的重复验证。

（2）验证的基本内容　药品生产的主要验证包括：厂房与设施的验证、设备验证、生产过程验证（工艺验证）、产品验证以及计算机系统的验证等各个方面。

①厂房设施的验证　厂房验证及公用设施验证（空调净化系统、工艺用水系统、气体系统）。

②设备验证

设计确认：审查技术指标适用性及 GMP 要求，收集供应商资料，优选供应商。

安装确认：包括计量和性能参数的确认，确定该设备在规定的限度和承受能力下能正常持续运行。

运行确认：根据草拟的标准操作规程对设备的每一部分及整体进行空载试验，确保该设备性能在要求范围内准确进行并达到规定的技术指标。

性能确认：模拟实际生产情况进行，一般先用空白料进行试车，以确定设备的适用性。

③工艺验证　用于证实某一工艺过程能始终如一地生产出符合预定规格及质量标准的产品，并根据验证的结果制订、修订工艺规程。

④清洁验证　适用于和产品接触的设备的清洗系统，用以确保按照规程进行清洗后，药品、清洗剂或微生物的残留不会对下一批或下一个产品造成影响。

（3）验证的基本程序　验证前根据验证对象提出验证项目、制定验证方案，并组织实施。验证工作完成后应写出验证报告，由验证工作负责人审核、批准并发放验证证书。验证过程中的数据和分析内容应以文件形式归档保存。

（4）验证文件　验证文件应包括验证方案、验证报告、评价和建议、批准人等。其中验证报告应包括验证目的、工艺过程和操作规程、使用的设备、质量标准，取样方法和检查操作规程等内容。

5. 生产管理

GMP对生产管理主要是通过制定和实施与生产有关的各种管理制度来实现的，生产全过程以及影响生产质量的各种因素进行严格控制，从而确保产品质量。生产管理的要点是：有清晰、准确、有效的生产管理文件；对工艺过程、批号、包装、生产记录、不合格品、物料平衡检查和清场检查等实施全面管理；杜绝一切可能产生药品污染和交叉污染的因素。

生产管理主要包括生产管理文件、生产过程管理、灭菌管理。

（1）生产管理文件　生产管理文件包括生产工艺规程、岗位操作法或标准操作规程、批生产记录、批包装记录。生产工艺规程、岗位操作法和标准操作规程不得任意更改。如需更改时，应按制定时的程序办理修订、审批手续。

（2）生产过程管理

①生产前的准备　各工序应向仓库、中间库或上道工序领取原辅料、半成品、包材，进行验收并办理交接手续；操作人员应在生产操作开始前，对管理文件、工艺卫生、设备状况等进行检查。

②生产过程中的管理　包括工艺管理、批号管理、包装管理、生产记录的管理、不合格品的管理、物料平衡检查等内容。

工艺管理：生产全过程必须严格执行工艺规程、岗位操作法或 SOP，不得随意更改；生产过程中应按工艺、质量监控要点进行工艺查证，及时预防、发现和消除事故差错并做好记录；如生产中发生事故，应按相关规定及时处理、报告和记录。

批号管理：在规定限度内具有同一性质和质量，并在同一连续生产周期中生产出来的一定数量的药品为一批。每批药品均应编制生产批号，批号可由易于识别和追溯的一组数字或字母加数字组成，生产企业可以自行编制，批号划分原则如表 6-3 所示。

表 6-3　批的划分原则

分类		批次划分	附注
无菌药品	大、小容量注射剂	以同一配液罐一次所配制的药液所生产的均质产品为一批	同一配制批用多台灭菌器灭菌时，每灭菌器次可作为一个小批
	粉针剂	以同一批原料在同一连续生产周期内生产的均质产品为一批	使用多台灌装机，经验证确有同一性能者
	冻干粉针剂	以同一批药液使用同一台冻干设备，在同一生产周期内生产的均质产品为一批	使用多台冻干机，经验证确有同一性能者
非无菌药品	固体、半固体制剂	在成形或分装前使用同一台混合设备，一次混合量所生产的均质产品为一批	使用多台压片机、填充机、包衣机等设备，经验证确有同一性能者
	液体制剂	以灌装前经最后混合的药液所生产的均质产品为一批	使用多台灌装机，经验证确有同一性能者
原料药	连续生产的原料药	在一定时间间隔内生产的、在规定限度内的均质产品为一批	
	间歇生产的原料药	由一定数量的产品经最后混合所得的，在规定限度内的均质产品为一批	混合前的产品必须按统一工艺生产并符合质量标准，且有可追踪的记录

包装管理：对于生产过程中符合工艺规程、岗位操作法或 SOP 要求，并检验合格的产品可下达包装指令；包装用的标签，必须由车间填写相应单据，派专人限额领取，废标签应按规定销毁；药品中包装只限两个批号为一合箱，合箱外标明批号；要填写批包装记录。

生产记录的管理：岗位操作记录、批生产记录、批包装记录应分别由岗位操作员与岗位工艺员填写，并逐级落实记录的汇总与审核工作。记录应保持整洁，不得随意涂改，如发现错误，应按照规定程序更改。批生产记录和批包装记录应按批号归档，保存至药品有效期后 1 年，不得少于 3 年。

不合格品的管理：凡不合格原辅料不准投入生产，不合格半成品不得流入下一工序，不合格成品不准出厂；当发现不合格原辅料、半成品和成品时应按照相应文件的要求进行处理。

物料平衡检查：制剂生产必须按照处方量的 100% 投料，如已知某一成分在生产或贮存期间含量会降低，工艺规程中可规定适当增加投料量；产品的理论产量与实际产量之间的比值应有可允许的正常偏差；每批产品应在生产作业完成后，必须做物料平衡检查，并对出现的偏差及时有效地进行处理。

③清场管理的要求 GMP 对清场的要求是，各生产工序在生产结束、更换品种及规格或换批号前必须由生产操作人员清场，并填写清场记录。清场记录内容应包括：工序、品名、生产批号、清场日期、检查项目及结果、清场负责人及复查人签名。清场应做到彻底清理和检查作业场所。清场完成后，申请生产部门质量员的复查，合格后领取清场合格证，以便进行下一步的生产。

（3）灭菌管理 在 GMP 实施过程中，灭菌管理对防止药品的微生物污染起到了重要作用，与此同时，由于灭菌效果与灭菌设备的性能、受污染程度等因素密切相关，因此在采用任何一种灭菌方法前都必须进行灭菌效果的验证。验证内容包括：灭菌物的性能、灭菌物包装材料的热穿透性、灭菌器的安装确认、运行确认、性能确认等。

6. 质量管理与自检

GMP 强调了药品生产企业质量管理部门应负责药品生产全过程的质量管理和检验，并受企业负责人领导。

（1）质量管理 药品生产企业质量管理部门具体工作内容包括：质量标准的管理、质量检验、质量控制及供应商质量体系评估工作。

①质量标准 按 GMP 的规定，质量标准可以由质量管理部门制定，也可由质量管理部门与技术部门共同制定，经总工程师审查，厂长批准、签章后下达，按规定日期执行，包括药品标准（企业内控标准）、原辅料质量标准、包装材料质量标准等。

②质量检验 包括原辅料、包装材料、半成品以及成品的检验。检验应该按照取样规程和检验操作规程的要求进行，并填写取样记录、检验操作记录，检验完成后形成检验报告单。检验操作记录、检验报告单需按成品批号整理成

批检验记录，保存至超过药品有效期1年，不得少于3年。

③质量控制　质量控制的过程包括物料质量控制、生产过程质量控制、产品出厂后的质量监控，以及质量事故管理、产品质量档案、用户访问、稳定性试验等内容。

④供应商质量体系评估　质量管理部门应定期组织供应、生产等部门对供应商的质量体系进行评估，从而确认合格供应商目录，供应部门不得从不合格的供应商采购药品的原辅料及包装材料。

（2）自检　GMP要求药品生产企业应定期组织自检，即对企业实施GMP及建立健全质量管理体系方面进行自我检查，并将自检结果如实记录，形成自检报告，进行整改和跟踪检查，以达到GMP的要求并持续改进。

第七章　药品流通监管法规概述

药品流通环节是保证安全、有效、质量均一的药品到达消费者手中的重要阶段，国家必须通过一定的法律制度与政策措施来对药品的流通实行监督管理，从而保证药品流通市场的稳定有序，近一步保障公众的用药安全，并控制医疗费用在一定的范围，维护人民合法用药的权利。该环节涉及的法律规范有《药品经营质量管理规范》（GSP）、《药品流通监督管理办法》《药品广告审查办法》《药品广告审查发布标准》《药品召回管理办法》《药品进口管理办法》以及《互联网药品信息服务管理办法》。本部分即对 GSP 相关内容进行概述。

一、GSP 概述

Good Supply Practice（GSP），直译为良好的供货规范，在我国即指《药品经营质量管理规范》，它是指在药品流通过程中，针对计划采购、购进验收、储存、销售及售后服务等环节而制定的保证药品符合质量标准的一项管理制度。其核心是通过严格的管理制度来约束企业的行为，对药品经营全过程进行质量控制，保证向用户提供优质的药品。

GSP 的核心思想为：实行全过程的质量管理；实行全员参加的质量管理；实现全企业的质量管理；动态的管理过程；全循环的质量管理过程。

2016 年 7 月国家食品药品监督管理总局公布的《关于修改〈药品经营质量管理规范〉的决定》，现行的中国 GSP 即为此次修订后的，为顺应国家其他有关相关制度，本次修订主要对涉及药品追溯要求的条款、涉及疫苗要求的条款、涉及查验税务登记、组织机构代码证件要求的条款等进行了修订。

二、GSP 起源与发展

1. GSP 起源

从实质意义上讲，GSP 是通过控制药品在流通环节中所有可能发生质量问题的因素，从而防止质量事故发生的一整套管理程序。GSP 在药品经营活动中发挥着及其重要的作用。1980 年国际药品联合会在西班牙马德里召开的全体大会上呼吁各成员国实施 GSP。国际上，与 GSP 类似的概念是"Good Distribution Practice，GDP"，即"良好流通规范"。近年来，世界卫生组织（WHO）也不断向各国推荐 GDP 标准，即《药品良好流通管理规范》，这对在世界范围内推行流通环节的质量管理起到了积极的促进作用。

世界上许多国家都对药品流通环节进行规范管理，英国是世界上最早实施 GDP 的国家之一。英国的 GDP 是由英国药品批发商协会（MCA）1977 年颁布的，该规范涵盖了从生产到消费的全过程。欧盟在继承英国 GDP 基础上，于 1993 年颁布了第一版 GDP，涉及的内容主要有人员、文件、场所和设备、交付消费者、退货等。2005 年，WHO 在欧盟 GDP 基础上制定了《药品良好流通管理规范》，随后征求各国意见。WHO 推荐的 GDP 综合考虑了药品生产、流通、使用整个供应链的管理，主要目的是通过建立覆盖整个医药供应链的完善的质量管理体系，保证药品的质量稳定性、可追随性。2009 年版 WHO 的 GDP 中规定，GDP 是通过对销售过程各个环节实施有效控制以保障药品质量，并提供一种手段来确保销售体系免遭假冒药品、非经批准药品、非法进口药品、不达标药品和掺假药品、贴错标签药品等侵害的质量保证规范。

2. 我国 GSP 发展进程

1992 年 3 月 18 日，原国家医药管理局发布了《医药商品质量管理规范》（GSP），自 1992 年 10 月 1 日起实行。受国家医药管理局推行 GSP 委员会的委托，中国医药商业协会于 1993 年 6 月组织编写了《医药商品质量管理规范实施指南》，拉开了医药行业实施 GSP 的序幕。2000 年 6 月原国家食品药品监督管理局发布《药品经营质量管理规范》，2000 年 11 月，原国家食品药品监督管理局又发布了《药品经营质量管理规范实施细则》和《药品经营质量管理规范认证管理办法》。2015 年 6 月 25 日，国家食品药品监督管理总局局务会议审议通过了《药品经营质量管理规范》（第二次修订），并于 7 月 1 日正式施行。

为进一步加强药品经营质量管理，保障药品安全，2016 年 6 月 30 日，国家食品药品监督管理总局局务会议审议通过《关于修改〈药品经营质量管理规范〉的决定》，自公布之日起施行。《药品经营质量管理规范》经修改后全文重新公布。本次修改主要涉及三个方面的内容：一是根据国务院办公厅《关于加快推进重要产品追溯体系建设的意见》（国办发〔2015〕95 号），对药品流通环节中药品经营企业如何执行药品追溯制度提出了操作性要求。二是根据《国务院关于修改〈疫苗流通和预防接种管理条例〉的决定》（国务院令第 668 号），将《药品经营质量管理规范》中关于疫苗经营企业的相关规定修改为疫苗配送企业的要求。三是根据《国务院办公厅关于加快推进"三证合一"登记制度改革的意见》（国办发〔2015〕50 号），将首营企业需要查验的证件合并规定为"营业执照、税务登记、组织机构代码的证件复印件"。

实施 GSP 将会更好地促进药品经营企业做到依法经营和依法管理，以保证经销药品质量，保护用户、消费者的合法权益和人民用药安全有效。GSP 的指导思想体现在以下几方面。

（1）实行全过程的质量管理。药品经营批发企业的经营活动可分为售前、售中、售后工作三个过程，再细可分为市场调研、计划、采购、运输、验收、储存养护、介绍药品、用药指导、打包或装箱送货、质量查询、药品退调等。这些工作是环环相连紧密相关的，药品质量综合反映了所有这些工作环节质量管理的状况和效果。

（2）实行全员参加的质量管理。药品经营在企业的质量管理工作最终的目标是保证所经营的药品其质量符合要求，质量管理工作要靠人来做，企业全体员工的工作都和质量管理有关。在质量管理的过程中，要保证工作质量和服务质量，核心是企业员工的素质和工作质量。所以事先全员质量管理就必须抓好质量意识教育，同时实现规范化管理。制定各级质量责任制，明确工作程序、标准和质量要求，规定每个岗位的任务、权限，各司其职，共同配合。

（3）实现全企业的质量管理。企业的各个部门都要涉及质量管理，因此要求各部门在发挥各自职能的同时，又互相协调一致。企业各层次都有自己的质量管理活动，执行各自的质量职能，进行具体的业务管理，完成具体的工作任务。由此组成一个完整的质量管理体系，实行全企业的质量管理。

（4）动态的管理过程。药品经营过程是一个动态的过程，因此必须对药品质量进行动态的管理。实施 GSP 不可能一蹴而就，必须分阶段、分步骤实施，包括对总体实施计划和各个阶段的实施目标及其完成期限的分解，定期对事实情况检查审核，纠正偏差，及时反馈。保证质量管理过程是一个动态的、不断改进的、不断完善的过程。

（5）全循环的质量管理过程。质量管理程序是一个"闭路循环"环环相连，首尾相连，任何开口式的管理，都是不完善的。这个循环过程的运作动力来自于药品用户对质量不断提高的需求，而循环本身对用户不断提高的质量需求具有很高的敏感性，并能及时调整自己的运作，以便尽可能地满足用户的要求。

三、我国 GSP 的主要内容

我国现行的 GSP 共 4 章，计 184 条。其基本框架内容如下。

第一章 总则，共四条。主要阐明了 GSP 制定的依据、目的以及适用的客体范围、经营活动的诚信原则。

第二章 药品批发的质量管理，分为 14 节，共 115 条。主要内容包括药品批发企业的质量管理体系、组织机构与质量管理职责、人员与培训、质量管理体系文件、设施与设备、校准与验证、计算机系统、采购、收货与验收、储存与养护、销售、出库、运输与配送、售后管理。

第三章 药品零售的质量管理，分为 8 节，共 58 条。主要内容包括药品零售企业的质量管理与职责、人员管理、文件、设施与设备、采购与验收、陈列与储存、销售管理、售后管理。

第四章 附则，共 7 条。主要是阐述了本规范中使用的用语的含义、本规范的解释权以及实施时间等。

（一）药品批发的质量管理

1. 质量管理体系、组织机构与质量管理职责

药品批发企业的质量管理体系在药品经营环节起着举足轻重的作用。质量管理体系应与该批发企业的经营范围和规模相适应，质量管理体系要素包括组织机构、人员、设施设备、质量管理体系文件及相应的计算机系统。

企业负责人是药品质量的主要责任人，全面负责企业日常管理；企业质量负责人应当由高层管理人员担任，全面负责药品质量管理工作；质量管理部门的职责不得由其他部门及人员履行。在日常质量管理中，企业应当全员参与质量管理。各部门、岗位人员应当正确理解并履行职责，承担相应质量责任。

2. 人员与培训

企业从事药品经营和质量管理工作的人员，应当符合有关法律法规及本规范规定的资格要求，不得有相关法律法规禁止从业的情形。企业应当按照培训管理制度制定年度培训计划并开展培训，使相关人员能正确理解并履行职责。培训工作应当做好记录并建立档案。培训内容应当与职责和工作内容相关，包括相关法律法规、药品专业知识及技能、质量管理制度、职责及岗位操作规程等的岗前培训和继续培训。

3.质量管理体系文件

企业制定质量管理体系文件应当符合企业实际。文件包括质量管理制度、部门及岗位职责、操作规程、档案、报告、记录和凭证等。计算机数据应真实、完整、准确、有效、安全和可追溯，按日备份。书面记录及凭证应当及时填写，并做到字迹清晰，不得随意涂改，不得撕毁。更改记录的，应当注明理由、日期并签名，保持原有信息清晰可辨。

4.设施与设备

企业应当具有与其药品经营范围、经营规模相适应的经营场所和库房。库房的选址、设计、布局、建造、改造和维护应当符合药品储存的要求，防止药品的污染、交叉污染、混淆和差错。药品储存作业区、辅助作业区应当与办公区和生活区分开一定距离或者有隔离措施。企业的库房应当按照要求配备相应设施设备，经营冷藏、冷冻药品的企业还应当配备特殊设施设备，以确保冷链药品的经营符合规定。

5.计算机系统

企业应当建立能够符合经营全过程管理及质量控制要求的计算机系统，实现药品质量可追溯。

6.经营各环节的质量管理

（1）采购　企业采购药品应确定供货单位的合法资格、所购入药品的合法性，核实供货单位销售人员的合法资格，并与供货单位签订质量保证协议。

（2）收货与验收　企业应当按照规定的程序和要求对到货药品逐批进行收货、验收，防止不合格药品入库。

（3）储存与保养　按包装标示的温度要求储存药品，包装上没有标示具体温度的，按照《中华人民共和国药典》规定的贮藏要求进行储存。

（4）销售、出库与售后　企业应当将药品销售给合法的购货单位，并对购货单位的证明文件、采购人员及提货人员的身份证明进行核实，保证药品销售流向真实、合法。企业应当按照质量管理制度的要求，制定投诉管理操作规程，内容包括投诉渠道及方式、档案记录、调查与评估、处理措施、反馈和事后跟踪等。

（二）药品零售的质量管理

1.质量管理与职责、人员管理

企业应当具有与其经营范围和规模相适应的经营条件，包括组织机构、人员、设施设备、质量管理文件，并按照规定设置计算机系统。企业应当设置质量管理部门或者配备质量管理人员。其中，企业负责人是药品质量的主要责任人，负责企业日常管理，企业法定代表人或者企业负责人应当具备执业药师资格；企业应当按照国家有关规定配备执业药师，负责处方审核，指导合理用药；其他各类人员应符合有关法律法规所规定的资格要求。

企业应当按照培训管理制度制定年度培训计划并开展培训，企业各岗位人员应当接受相关法律法规及药品专业知识与技能的岗前培训和继续培训，以符合本规范要求。使相关人员能正确理解并履行职责。培训工作应当做好记录并建立档案。

2. 文件

企业应当制定符合企业实际的质量管理文件。文件包括质量管理制度、岗位职责、操作规程、档案、记录和凭证等，并对质量管理文件定期审核、及时修订。

3. 设施与设备

企业的营业场所应当与其药品经营范围、经营规模相适应，并与药品储存、办公、生活辅助及其他区域分开。营业场所应当具有相应设施或者采取其他有效措施，避免药品受室外环境的影响，并做到宽敞、明亮、整洁、卫生，还应当具有相应营业设备。设置库房的企业，设施设备也应当符合国家规定的要求。

4. 经营各环节的质量管理

（1）采购与验收 药品到货时，收货人员应当按采购记录，对照供货单位的随货同行单（票）核实药品实物，做到票、账、货相符。企业应当按规定的程序和要求对到货药品逐批进行验收，并做好验收记录。验收合格的药品应当及时入库或者上架。

（2）陈列和储存 企业应当对营业场所温度进行监测和调控，以使营业场所的温度符合常温要求。企业应当定期进行卫生检查，保持环境整洁。存放、陈列药品的设备应当保持清洁卫生，不得放置与销售活动无关的物品，并采取防虫、防鼠等措施，防止污染药品。药品的陈列应当符合相关要求，应定期对陈列、存放的药品进行检查。

（3）销售管理 药品零售企业应当做好企业及人员的资质公示工作，在营业场所显著位置悬挂《药品经营许可证》、营业执照、执业药师注册证等。营业人员应当佩戴有照片、姓名、岗位等内容的工作牌，执业药师和药学技术人员的工作牌还应当标明执业资格或者药学专业技术职称，在岗执业的执业药师应当挂牌明示。

（三）GSP 附录

现行 GSP 共有五个附录。

附录 1《冷藏、冷冻药品的储存与运输管理》，对冷藏、冷冻药品在收货、验收、储存、养护、出库、运输等环节的设施设备、技术方法和操作要求提出具体规定，以确保冷藏、冷冻药品储存运输环境符合药品质量管理要求。

附录 2《药品经营企业计算机系统》，对药品经营企业建立与经营范围和经营规模相适应的计算机系统提出具体要求，以实现对药品经营各环节和质量管理全过程的实时控制。

附录 3《温湿度自动监测》，对药品储运温湿度自动监测系统的监测功能、数据安全管理、风险预警与应急、系统安装与操作等进行具体规定，防范药品储存运输过程中可能发生的风险。

附录 4《药品收货与验收》，对药品到货检查、票据查验、验收抽样、验收入库、验收记录等提出具体规定，确保药品质量安全。

附录 5《验证管理》，对制定验证计划、形成验证控制文件、确定验证项目、设置验证测点与验证实施要求等提出具体规定，确保相关设施、设备及检测系统能够符合规定的设计标准和要求，并能安全、有效地正常运行和使用。

四、我国现行版 GSP 的创新点

我国现行版 GSP 借鉴国外药品流通管理的先进经验，引入供应链管理理念，增加计算机信息化管理、仓储温湿度自动检测、药品冷链管理等新的管理要求，同时引入质量风险管理、体系内审、验证等理念和管理方法，体现了当今医药流通行业发展的最新管理水准，紧跟国际药品流通规范的最新理念，紧密围绕国家监管政策发展的要求，进行了较大程度的创新，主要表现在以下几个方面：

（1）实现供应链的全程管理　覆盖到生产、流通环节中所有涉及到销售、储存以及运输的活动，实现全过程有效控制。

（2）借鉴国际先进理念　包括适用范围、质量管理体系建立、质量风险防范、质量体系内审、药品冷链管理、企业信息化管理、温湿度自动监测、物流技术与应用、运输过程管理等。

（3）建立质量风险管理防范机制　在流通管理的购进、销售、储存、运输等各环节强化建立有效的质量事故预防管理机制。

（4）建立质量管理体系　要求企业在组织机构、管理文件、人员配置、硬件建设、流程执行以及风险防范等方面建立系统的质量管理体制。

（5）注重全面和全员质量管理　提出企业业务经营与管理各环节、企业各岗位人员全员参与质量管理的要求。

（6）突出药品质量安全控制　将企业质量管理目标上升到确保人民群众用药的安全有效，承担起保证药品经营安全可靠的职责。

（7）加强冷链管理　提高对冷链药品储运设施设备的要求，规定了冷链药品运输、收货等环节的交接程序和温度监测、跟踪和查验要求，实现全过程、全链条的冷链质量管理目标。

（8）储运温湿度自动化监控　药品储运环节全面实现温湿度自动监测、记录、跟踪、报警管理。

（9）规范票据管理　要求药品购销必须开具发票，出库运输药品必须有随货同行单并在收货环节查验，物流活动要做到票、账、货相符等。

（10）顺应信息技术发展　全面推行计算机信息化管理，实现药品质量控制的自动化和药品质量追溯有效化。

（11）强化第三方医药物流的管理　要求委托方考察承运方运输能力和质量保证条件，签订明确质量责任委托协议，并要求通过记录实现运输过程的质量追踪以提高风险控制能力。

（12）适应行业新模式发展　随着药品流通模式的多样化发展，新版GSP既能适应当前出现的电子商务、第三方物流、专业化物流等流通股形式，也能适应今后可能出现的其他流通业态模式。

监管实务篇

第八章　药品科研监管

引　言

　　人类生存环境的改变和文明化的进程影响人类疾病谱的变化，医学模式也基于这种变化由单纯治疗医学模式向群体、保健、预防、康复相结合立体多维医学模式转变。因人类自身健康、科技手段以及国际环境的发展，新药上市后生命周期不断缩短，更新换代速度越来越快，所以药品科研开发已成为国际制药企业生存与发展的必然选择。

　　为加强药品研究的监督管理，各国的药品监督管理部门都颁布了相应的法律法规对新药的研发进行规范，也有世界性的机构对全世界的新药研发行为进行规范并颁布相应的规范，如《赫尔辛基宣言》。我国对新药研发的管理形成了以《药品管理法》以及《药品注册管理法》等法律为基础，以《药物非临床研究质量管理规范》（GLP）、《药品临床试验质量管理规范》（GCP）等为分支的管理体系。基于我国此前药品注册管理的不足、药品研发发展趋势以及借鉴国际上的一些经验，国家食品药品监督管理总局（CFDA）于2016年3月发布了《化学药品注册分类改革工作方案》，此次改革重新定义了"新药"和"仿制药"，将原来的注册分类做了颠覆性变化，这意味着对于新药的研发不再只注重"形式新"，更加强调具有临床价值。

一、新药研发概述

中国研发艾滋病新药——有望成为世界首个长效注射抗艾滋病药物

艾滋病是一种能攻击人体免疫系统的病毒，该病毒可使人体丧失免疫功能。南京前沿生物自主研发的长效治疗艾滋病原创新药——艾博卫泰，2016年11月23日，在"新药创制国家科技重大专项"支持下，通过了国家食品药品监督管理总局与"新药创制国家科技重大专项"建立的"创新药品审评审批绿色通道"，获得优先审批、加快审评，目前已启动针对该药Ⅲ期临床试验数据的核查程序，使该药提前进入上市前冲刺阶段，有望成为世界首个长效注射抗艾滋病药物。

1. 什么是新药

国际上对新药的定义不尽相同，一些国家以"是否在国内生产过"作为判断新药的标准，一些国家以"是否已在国内上市销售"作为判断新药的标准，前者是把进口药品排除在外。按照世界贸易组织（WTO）贸易规则中的国民待遇原则，后者的定义较为合理。

我国《药品管理法实施条例》对新药的定义是："未曾在中国境内上市销售的药品。"根据我国《化学药品注册分类改革工作方案》中的相关内容，新注册分类中，新药是指中国境内外均未上市的药品，分为创新药和改良型新药。

2. 什么是新药研发

新药研发是指从新化合物发现到新药上市应用的整个过程，是一项综合利用各项科学和高新技术的系统工程。其通过试验不断改进药物性能，并证明该药物的有效性和安全性，同时经过严格的科学审查，最后取得国家相关部门发给的允许上市的证明文件。

3. 新药研发的流程是什么

新药的研发需要历经"药物发现""药物临床前研究"及"药物临床研究""生产及上市后研究"几个阶段。

（1）药物发现　药物发现阶段工作内容以寻找先导化合物为目的，包括作用机制的研究、大量化合物的合成、活性研究等研究工作，发现先导化合物后，经过处理得到新化学实体（new chemical entities，NCEs）。"药物发现"处于新药研发早期，是一项创新程度及偶然性极高的科研活动。青蒿素的提取就是发现青蒿具有治疗疟疾的作用，并从《肘后备急方·治寒热诸疟方》中记述的"青蒿一握，以水二升渍，绞取汁，尽服之"受到启发，进而运用化学方法从青蒿中提取出青蒿素，分析出有效成分。

（2）新药的临床前研究　新药的临床前研究工作内容见图8-1。

新药临床前研究是药物研发过程中最为复杂的环节，是承上启下的关键阶段。主要研究内容包括药学研究、药理毒理学研究、药代动力学研究等。新药临床前研究的相关机构应严格执行《药物非临床试验质量管理规范》（GLP）的规定。这一阶段的研究涉及到药物化学、药剂学、药物分析学、药理学、药物代谢动力学、药理毒理学等学科。

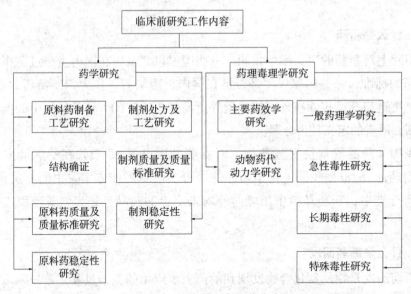

图 8-1　临床前研究工作内容

（3）新药的临床研究　新药的临床研究要求见表8-1。

临床前研究工作完成后需要向政府监管部门递交研究新药申请（investigational new drug，IND）并接受技术审评，审评通过后方可进入新药的临床研究，并严格执行《药物临床试验质量管理规范》（GCP）的规定。新药的临床研究包括临床试验和生物等效性试验。

表 8-1　新药临床试验要求

	病例数	时间	主要目的
Ⅰ期临床试验	20~30	约1年	安全性评价，为给药方案制定（最大耐受量等）提供依据
Ⅱ期临床试验	≥100	约2年	在特定人群中确定有效性，某些短期安全性
Ⅲ期临床试验	≥300	约3年	在较大样本中确定有效性和安全性

①新药的临床试验　新药的临床试验分为四期即Ⅰ期临床、Ⅱ期临床、Ⅲ期临床、Ⅳ期临床（见上市监测阶段）进行。

Ⅰ期临床试验：是对新药进行初步的临床药理学及人体安全性评价试验。

Ⅱ期临床试验：采用随机盲法对照试验，对新药有效性及安全性作出初步评价。

Ⅲ期临床试验：扩大的多中心临床试验，遵循随机对照的原则，进一步评价新药的有效性、安全性。

②新药的生物等效性试验　生物等效性试验是指用生物利用度研究的方法，以药代动力学参数为指标，比较同一种药物的相同或者不同剂型的制剂，在相同的试验条件下，其活性成分吸收程度和速度有无统计学差异的人体试验，主要是针对仿制药品而言的。不同厂家生产的同一种药物制剂产品，如果生物利用度相等，称为生物等效，可认为这两种药物制剂将产生相似的治疗效果，反之，如果生物利用度不相等，称为生物不等效，两种的生产和治疗效果也就不同。由于我国是仿制大国，所以生物等效性试验的有效研究和开展对我国的药品研发极为重要。

（4）上市及监测　在临床前和临床研究完成以后，可以提交新药申请（new drug application，NDA）以求获准上市新产品。新药上市后的监测实质就是临床试验Ⅳ期，是在广泛使用（≥2000例）某种药品的条件下，对新药的疗效和不良反应进行的社会性考察，以期在出现前期临床试验中没有发现的毒副作用时，应立即采取行动，以减少损失。

二、药物非临床研究管理

📝 导入案例

上海新药安全评价研究中心通过 FDA 的 GLP 检查

2015 年 1 月 26 日，国家上海新药安全评价研究中心（以下简称"安评中心")收到 FDA 信函通知，安评中心正式通过了美国 FDA 的 GLP 检查，FDA 已经把安评中心列入他们的日常监管范围。这标志着安评中心自通过 OECD 成员国荷兰政府的 GLP 国际认证之后，在国际化道路上又向前迈进了一大步！

2014 年 6 月 2 日~6 日，安评中心接受了美国国家食品药品监督管理局（FDA）的 GLP 认证检查，此次检查是一次全面的 GLP 检查。3 位检查员在对安评中心的设施、各种管理文档进行了全面仔细地核查后，抽调了 9 套试验原始资料进行检查，其中 6 个试验是 2008~2009 年完成的项目。安评中心以其严谨的 GLP 质量管理体系，赢得了 FDA 检查员的高度肯定。通过认证的项目包括一般毒理、遗传毒理、生殖毒理、安全药理、毒代动力学、生物分析等 GLP 所有研究项目。

迄今为止，安评中心已经为我国五家制药企业完成了按美国 FDA 要求的 7 个新药的系统安全性评价，研究报告均已通过美国 FDA 的技术审查，正在美国进入临床试验。此外，有 7 个品种的研究报告分别通过了澳大利亚、韩国以及我国台湾地区药监部门的技术审评。此次通过美国 FDA 的 GLP 认证检查，标志着美国 FDA 将接受安评中心所有上报美国的毒理学报告。安评中心正脚踏实地向国际一流的 GLP 研究机构迈进！

GLP 是临床研究的前提，是整个新药研究过程中的基础性研究阶段，其所提供的安全性、有效性、可控性等数据资料是后续研究阶段得以进行的关键，是进行药品注册的前提和基础，更是药品进入国内、国际市场所需的核心竞争力和必要手段，因此加强对药物非临床研究的质量管理就显得至关重要。

我国药物非临床研究管理体系主要由《药物非临床研究质量管理规范》和《药物非临床研究质量管理规范认证管理办法》组成。2006 年，原国家食品药品监督管理局发布"关于推进实施《药物非临床研究质量管理规范》的通知"，明确规定自 2007 年起新药非临床安全性评价研究强制实施 GLP，必须在通过 GLP 认证的实验室进行，标志着我国的 GLP 建设走向了正轨。随着我国药品监管的发展和药品注册等一系列相关新规的出台，国家正加大推进实施 GLP 和加强 GLP 监管的力度，以期提高我国 GLP 执行和监管质量，我国的 GLP 规范也向越来越正规化、国际化的方向发展。

本部分将重点讲解药物非临床研究相关内容。

4. 我国 GLP 管理要素是什么

我国目前实施的 GLP 与国际上通行的 GLP 在条文内容和形式上很相似，只是在细节方面会有所不同，如美国、日本规定试验方案和总结报告由专题负责人批准即可，而我国则要求由机构负责人批准。实际上不论是国内还是国外，实施 GLP 和对 GLP 监管的基本要素都包括：人员要素、硬件要素、软件要素、工作现场要素。对 GLP 的监管，不仅要严格，更要规范。监管不规范，就无法建立长效的监管机制。同时监管应坚持科学化，做到以科学理论为依据，结合实际人性化的科学管理。

（1）人员要素　药物非临床研究管理过程（即 GLP 实施过程）是通过研究者的工作来实现的，国际上常把控制人为因素放在管理过程的核心地位，因为"人是世界上最难被说服的高级动物"，所以人是不可靠的环节，是设定整个管理过程的出发点，是 GLP 实施和监管中最关键的要素。

我国法规对组织机构与人员的基本要求包括：足够的专业的合格的人员、合理的组织机构、明确的分工和职责、有效的培训和教育。在对评价机构进行监管检查时，应对机构负责人、专题负责人以及质量保证部门相关人员的学历、资质、经验、培训等方面进行重点检查确认，其他人员应经过培训熟悉了解 GLP 及自身的职责。负责监管 GLP 的国家食品药品监督管理部门的相关部门应重视人员的培训，可对各地的评价机构集中组织培训，整体上提高和强化人员GLP 意识。当然，监管人员也应充分准确理解 GLP 的理念和实质，确保能够对评价机构进行有效的检查监管外还能提出有效的建议，引导评价机构良性发展。

（2）硬件要素　完整配套的实验设施、先进精确的仪器设备以及各种试验动物饲养设施等是药物临床前安全性评价工作顺利进行和高质量完成的保证。GLP 规定，评价机构应根据所从事的非临床研究的需要建立实验设施、仪器设备、实验用的供试品和对照品以及动物饲养等相关配套的硬件。硬件设施资金投入巨大，一旦完成，后期改造很困难，因此监管部门应早期介入评价机构硬件改造，对评价机构在硬件方面遇到的问题提供技术指导。

（3）软件要素　软件要素是指与实验工作相适应的质量管理体系和标准操作规程。GLP 规定评价机构需要制定标准操作规程、质量保证程序、实验设施和仪器设备的维护保养、实验动物的运输及饲养管理等相关 SOP，安全评价研究过程中的各种原始记录文件应合理保存。对软件要素的监管，是保证临床前研究试验数据真实性的可靠手段。对软件要素的检查应确定评价机构的质量保证体系能否有效地尽可能降低或避免人员主观因素对试验结果的影响，对评价机构的试验方案和各种 SOP 的合理性重点检查。信息化的发展给原始试验数据带来造假风险，监管人员应对确保电子计算机相关数据其真实性的有关措施进行落实和监督。

（4）工作现场 硬件、软件和人员三个要素的动态组合便构成了工作现场，包括生产现场和质量管理现场。工作现场是评价机构硬件水平、软件水平和人员水平能否成正比线性关系的直观体现。对工作现场的监管主要体现在认证现场检查以及之后的定期检查、有因检查和飞行检查中。监管人员既要严格执行检查标准，更要理解每一检查标准的意义，只有理解每一检查标准的含义，在评定时才能做到公平、公正。在工作现场的相关检查中也应对实施 GLP 过程给予督促和指导。因此要求检查员的政治素质和专业知识有较高水平，在对评价机构进行评价时应抓住试验过程中的重要环节和关键控制因素，不能仅从字面上主观地、教条地理解检查条款。

5. 我国 GLP 认证程序是什么

GLP 认证程序是指从提交申报资料至最后检查并决定是否通过的整个过程，一般流程如图 8-2 所示。

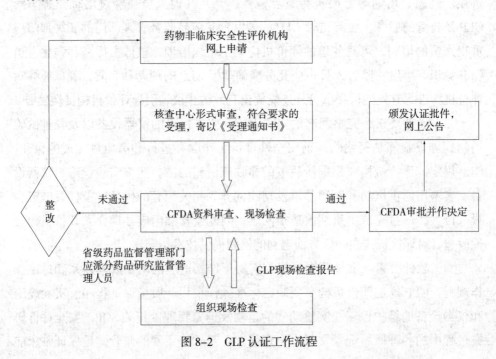

图 8-2 GLP 认证工作流程

（1）提出申请，报送申请资料　安全性评价机构可申请认证的评价项目范围包括：单次给药的毒性试验（啮齿类/非啮齿类）、反复给药的毒性试验（啮齿类/非啮齿类）、生殖毒性试验、遗传毒性试验、致癌试验、免疫原性试验、毒代动力学试验、依赖性试验、评价药物安全性有关的其他试验。在以上范围内，安全性评价研究机构可就承担所有研究实验项目，也就只承担某项试验提出申请。

申请机构在国家食品药品监督管理总局网站上登陆药物非临床研究质量管理规范电子申请系统，在线填报申请书和申请资料，完成后将纸质资料寄至国家食品药品监督管理总局食品药品审核查验中心，5个工作日内进行形式审查，并作出受理决定。申报资料包括应包括：《药物非临床研究质量管理规范认证申请表》、申请机构法人资格证明文件、药物研究机构备案证明文件、机构概要等及其他《药物非临床研究质量管理规范认证管理办法》规定的资料。

（2）资料审查　国家食品药品监督管理总局食品药品审核查验中心进行资料审查。资料审查符合要求的，在20个工作日内制订检查方案，组织实施现场检查。资料审查不符合要求的，发给申请机构不予行政许可的通知，书面说明原因；需要补充资料的，应当一次性告知申请机构要求补充的全部内容。申请机构须在2个月内按要求一次性完成补充资料的报送，逾期未报的，视为自动放弃认证申请。

（3）现场检查　资料审核通过后，应组织实施现场检查时。按照检查方案和GLP认证标准进行检查。现场检查时间一般为3~5天，根据检查工作的需要可适当调整。

现场检查一般按照以下程序进行。

①首次会议　内容包括由主持人介绍检查员、介绍观察员（为被检查机构所在省级药品监督管理部门的工作人员），说明有关事项，宣布检查纪律；被检机构汇报情况；确认检查范围，落实检查日程；确定检查陪同人员。

②现场检查与取证　检查组成员按照现场检查方案、GLP现场检查项目进行检查，对检查的项目逐条记录，发现问题认真核对，并进行现场取证；发现实际情况与被检机构申报的资料不符时，检查组长即刻向主持人提出调整方案的意见，并做出调整。

③综合评定　包括情况汇总（检查组成员对本人负责检查项目进行情况汇总，提交检查员记录并提出综合评定意见）、项目评定（检查组根据检查标准对

检查项目进行评定，并填写《药物非临床研究质量管理规范认定检查评定表》）、拟定现场检查报告（根据现场检查情况、综合评定意见及评定结果，由检查组成员提出意见，检查组组长拟定）和通过检查报告。此过程被检查机构应回避。

④末次会议　检查组召开检查组成员、观察员和被检查机构相关人员参加的末次会议，通报检查情况。

（4）审查及决定　国家食品药品监督管理总局在 20 个工作日内作出审批决定。对通过 GLP 认证的，发给 GLP 认证批件，并通过国家食品药品监督管理总局网站予以公告。对不符合 GLP 要求的，书面告知申请机构。对经现场检查和审核确定需要整改的，申请机构完成整改后，应在规定期限内向国家食品药品监督管理局提出复查申请。限期整改的时限为 6 个月。

三、药物临床试验管理

📝 **导入案例**

总局开展临床试验数据自查核查工作，药品研发质量提升迎来希望之春

2015 年 7 月，国家食品药品监督管理总局（CFDA）发布《关于开展药物临床试验数据自查核查工作的公告》，1622 个品种首当其冲，要求自该公告发布之日起，均须按照《药物临床试验质量管理规范》等相关要求，对照临床试验方案，对药品注册申请药物临床试验情况开展自查，确保临床试验数据真实、可靠，相关证据保存完整。截至 2015 年 12 月 31 日，1662 个自查受理号中累计有 985 个撤回或不予批准，涉及药品企业数百家。其中企业主动撤回 317 个，不予批准的 34 个。此番核查对于药物临床试验相关行业是一个重要的打击，是医药行业最黑暗的季节，却也是中国药物研发质量提升的希望之春，说明国家提升药品科研实力和质量的决心。2016 年 9 月 1 日，CFDA 公布了自 2015 年 7 月 22 日以后新收到 82 个已完成临床试验申报生产或进口的药品注册申请，企业申报药品批件的数量已经大幅减少，比对发达国家注册申请数量已经回归正常水平。

临床前研究在新药研发中具有重要意义，但是对于药品来说，临床试验的

重要性要远大于临床前的试验研究，因为药品的最基本属性——有效性和安全性，最终都是靠临床试验来检验的。药物在动物身上的反应和在人体上的反应不同，在动物和人体上的毒性反应亦有所不同。国外知名教授 Zbindin.G 将药物的副作用分成 16 大类，并作了统计，发现一般动物毒性试验能出现阳性反应的只有 5 类；广大指标的毒性试验出现阳性反应的有 9 类；在小范围的人体耐受试验时出现阳性的只有 3 类；在较大范围的内的人体疗效试验时出现的有 6 类；在大范围人体临床试验时出现的有 11 类；而到市场销售时则几乎全部副作用都陆续出现。这说明动物实验只能发现 1/3~2/3 的人体副作用，并且有时候，动物出现假阳性。

药物临床试验的质量直接关系到人类的生命安全和健康，而有效的药物临床试验质量控制是确保临床试验数据及结果的科学性、真实性和可靠性的关键手段，加强对药物临床试验的监管也显得更为迫切和重要。

本部分将重点阐述药物临床试验相关内容。

6. 我国临床试验管理体系是什么

我国药品监管部门对临床试验监督管理主要起源于 20 世纪 90 年代，形成了以《中华人民共和国药品管理法》等法律为基础和《药物临床试验质量管理规范》等部门法规为支撑的监管体系，其中最主要为《药物临床试验质量管理规范》。我国药物临床试验管理体系具有鲜明的中国特色，经过不断发展，已形成了一个覆盖药物临床试验全过程的完整体系。欧美国家对药物临床试验的管理多限于项目检查，而我国药物临床试验的管理体系包括试验前的资格准入管理、试验过程管理和试验后管理三大部分。

7. 临床试验前的资格准入管理包括哪些内容

我国临床前资格准入包括两方面：临床试验批件的审批和试验机构的资格准入，即进行药物临床试验的项目必须获得 CFDA 的临床批件，同时这些项目必须在获得药物临床试验机构和专业资格的医疗机构进行。

（1）临床试验批件审批　临床批件审批是药品注册申请中申请临床的注册阶段，申请人在完成临床前研究后，向所在地省级药品监督管理部门如实报送有关资料，提出临床申请，具体对临床申请的管理在第九章新药注册管理中阐述，在此不做赘述。

（2）临床试验机构资格认定　我国新药临床试验建立了严格的执行资格认定制度，以督促临床试验机构提高和改善临床研究的软硬件条件。为更好地指导临床试验机构资格认定工作，提高受理效率，CFDA 于 2016 年发布了《药物临床试验机构资格认定服务指南》和《药物非临床研究质量管理规范认证施行电子申请受理》（2016 年第 110 号），给与了详细的指导。

临床试验机构的资格认定工作必须严格按照国家有关规定执行，一般的认定程序如图 8-3 所示。

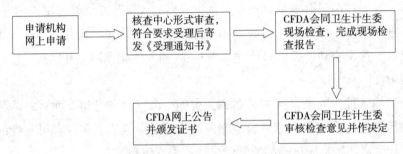

图 8-3　临床试验机构资格认定流程

①提出申请，报送申请资料　医疗机构可分专业申请认定，申请时首先在 CFDA 网站上登陆药物临床试验机构资格认定电子申请系统，在线填报申请书和申请资料。之后将纸质资料寄至 CFDA 食品药品审核查验中心，进行形式审查后作出是否受理决定。申报资料包括所有《药物临床试验机构资格认定办法（试行）》规定的资料。

②现场检查　资料审核通过后，在 30 个工作日应组织实施现场检查，按照检查程序和 GCP 认证标准进行检查，现场检查时间一般为 2~4 天，可随工作的需要适当调整。现场检查结束时，CFDA 食品药品审核查验中心组织检查组将检查结果录入药物临床试验资格认定数据库，对现场检查情况进行综合分析评定，提出资格认定的检查意见，报 CFDA。现场检查一般也可按照 GLP 认证现场检查程序如首次会议、现场检查取证、综合评定和末次会议的程序进行。

（3）审查及决定　CFDA 会同国家卫生和计划生育委员会对资格认定的检查意见进行审核，并将审核结果书面通知被检查机构及其所在地省级食品药品监督管理局和卫生计生委。CFDA 对通过资格认定的医疗机构，予以公告并颁发证书。对经现场检查确定需要整改的，申请机构完成整改后，应在规定期限内向国家食品药品监督管理总局提出复查申请。限期整改的时限为 6 个月。

8. 药物临床试验的过程管理包括哪些内容

目前我国对药物临床试验过程管理模式为 CFDA 和卫生计生委根据各自职责进行的随机检查、有因检查以及省级药品监管部门的日常监管。有因检查为当研究结果相差较大，以至于怀疑在试验过程中出现技术问题甚至造假行为或者接到有关药物临床试验项目违规行为的举报后，对该项目的参与机构的试验过程和试验原始资料进行现场检查，以确认其是否存在违规行为。当对研究结果发现下列情况时，CFDA或卫生计生委应对其进行有因检查。

（1）受试者入选率过高或过低；

（2）研究机构同时承担过多的试验项目；

（3）提交的注册资料中安全性和有效性结果超常；

（4）申办者及其他任何第三方反映承担单位存在严重违反GCP的行为；

（5）在临床试验过程或申报资料中涉嫌违法的单位；

（6）承担或申办临床试验项目的单位存在的不良记录史等。

根据药物临床试验相关法规要求，省级药品监督管理部门具有对其辖区内机构的药物临床试验项目进行日常监督检查的职责，主要包括对该机构承担的药物临床试验项目的抽查和机构管理职能的检查。省级监管部门发现的违规行为应及时上报总局。

9. 药物临床试验的事后管理包括哪些内容

我国对药物临床试验的事后管理包括药品注册现场核查（注册核查）和药物临床试验机构资格认定复核检查（复核检查）。注册核查是指药物临床试验项目完成后药品监管部门依法对该项目的试验现场和原始资料进行的现场检查。

复核检查是药物临床试验事后监管的重要部分，于2009年1月启动，对通过认定的机构原则上每3年一次，复核检查的标准是《药物临床试验机构资格认定复核检查标准》，评判的最终依据仍然是GCP。

（1）复核检查程序

①临床试验机构的自检和申请　药物临床试验机构根据药物GCP的要求，结合开展药物临床试验的情况，进行全面的自查。完成后在网上填写并提交申请表和要求的相关资料，并将书面申请资料上报所在地省级卫生行政部门。

②省级卫生行政部门初审　省级卫生行政部门对复核申请和相关资料进行初审。对于符合要求的，填写审核意见表，将审核意见表及申报资料转同级药品监管部门；不符合要求的，通知申请机构补正。

③省级药品监管部门形式审查　对复核检查申报资料进行形式审查，不符合要求的，及时通知机构补正；对于符合要求的，根据日常监督检查和注册现场核查的情况提出审核意见，填写审核意见表和情况汇总表，并将书面申请材

料、相关审核意见表以及对申请机构日常监督检查和有关临床试验注册检查基本情况一并报总局行政受理服务中心，电子文本通过复核检查系统提交。

④申请资料的受理　CFDA 行政受理服务中心负责药物资格认定复核检查的受理，在 5 个工作日内完成。不符合受理要求的，及时发给补正通知书；符合受理要求的，发给申请机构受理通知书。

⑤组织实施现场检查　CFDA 会同卫生行政部门实施现场检查，CFDA 食品药品审核查验中心具体组织实施现场检查工作。现场检查的程序可按照资格认定时的现场检查程序进行，具体的检查标准则为总局发布的复核检查标准。

⑥资格认定复核检查的审评、审批和公告　根据现场的检查情况，国家食品药品审核查验中心撰写机构资格认定复核检查报告、临床试验现场检查报告，并向 CFDA 报其技术审核意见，向国家药品评审中心抄送现场检查涉及的进口药品和生物等效性试验现场检查报告。

CFDA 会同卫生行政管理部门对机构资格认定符合检查情况进行审核，书面通知告知被检查机构审核结果。对于符合要求的机构和专业，将继续拥有药物临床试验机构的资格并予以公告；对不符合要求确定需要修改的机构，发给被检查机构限期整改通知书，限期整改的时限为 6 个月，在规定期限内完成整改的机构可以向 CFDA 提交整改报告。

（2）复核检查的内容　根据药物 GCP 法规、GCP 资格认定标准以及复核检查的标准，对取得药物临床试验机构资格进行检查。复核的专业包括所有通过资格认定的专业。检查人员应当明确复核检查不同于资格认定时的现场检查，复核检查是为了全面了解目前药物临床试验机构执行 GCP 的基本现状以及存在的问题。可以说资格认定只是看能不能干，而复核检查是看干得好不好。

复核检查从七个方面（组织管理机构、人员培训、质量保证体系、药物临床试验归档资料管理体系、试验药物的管理体系、临床试验相关辅助科室及试验室及其他）对药物临床试验机构的工作进行检查。相比于资格认定时的现场检查，复核检查从之前的强调硬件配置、制度建立，逐步转向对管理体系的健全、实际运行的考核。

复核检查对专业检查的重点以项目检查为主，通过抽查申请复核检查的专业所承担的药物临床试验完成的质量，考察该专业 GCP 的符合性。复核检查从五个方面（参与临床试验的人员、临床试验相关设施、专业科室归档资料管理、质量保证体系和试验项目）细化临床试验过程的要求，明确了"临床试验实施"过程中关键环节。关键环节的溯源性检查是复核检查的重要内容。就是对临床试验项目执行中 GCP 各条款的真正落实程度、机构运行中的各种操作记录，如所有参加临床试验的研究人员履历和培训记录、伦理委员会提供的伦理委员会会议和投票记录、招募受试者和试验过程中发生突发事件的处理记录以及机构参与临床试验质量控制的记录等的真实性进行检查。

　　另外，在之前的资格认定标准中，仅是检查该机构的临床试验方案和知情同意书批准是否获得伦理委员会批准，并没有专门针对伦理委员会进行检查和评价，复核检查为了进一步规范伦理委员会的审查工作，还特别增加了伦理委员会的检查内容。对伦理委员会的独立性、人员组成及人员的资质与培训、伦理委员会审查制度、SOP 和相关的记录以及对文件存放硬件设施和文件保管的要求。其中，特别强调了伦理委员会对试验时间超过 2 年（含 2 年）的试验项目要进行跟踪检查，从而引导伦理委员会重视对临床试验项目的过程监控。

第九章 药品注册监管

引 言

　　20 世纪以来国际和国内发生了众多"药害"事件，这促使人们认识到了控制药品市场准入与药品上市许可即药品注册管理的重要性。如 1938 年发生在美国的"磺胺酏"事件，导致数十名儿童不幸丧生；1960 年席卷欧洲的"反应停"事件，酿成了数千名"海豹胎"婴儿降生的惨剧。药品的注册管理是控制药品市场准入的前置性管理制度，是对药品上市的事前管理，它是世界各国通用的管理模式之一。尽管各国由于社会经济制度不同而采用不同的药品注册管理模式，但是其管理的出发点与核心是一致的，即采用规范的法定程序控制药品的市场准入，从而保障人体用药的安全性、有效性和质量可控性。20 世纪以来我国药品监督管理部门出台了一系列药品注册的法律、法规，如 2004 年 1 月 1 日起实施的《药品进口管理办法》，2005 年 11 月 18 日经国家食品药品监督管理局局务会审议通过的《国家食品药品监督管理局药品特别审批程序》，2007 年 10 月 1 日起施行的《药品注册管理办法》（局令第 28 号令），2009 年 1 月 7 日起实施的《新药注册特殊审批管理规定》，以及 2016 年 7 月 22 日总局办公厅公开征求《药品注册管理办法（修订稿）》意见等，大大加快了我国药品注册管理制度的规范化、科学化、法制化和国际化的进程，进一步保障了人体用药的安全性、有效性、经济性、合理性。

一、药品注册基础知识

 导入案例

　　磺胺类药物于 20 世纪 30 年代问世。1937 年秋天，美国田纳西

州 Massengill 公司用工业溶剂二甘醇代替乙醇和糖来生产一种磺胺酏剂，供应该国南方的几个州，用于治疗感染性疾病。在该年 9~10 月间，这些地方出现肾功能衰竭患者突然大量增加。经调查，由于服用这种磺胺酏剂而发生肾功能衰竭的有 358 人，死亡 107 人。尸检表明肾脏严重损害，死于尿毒症，究其原因，主要是二甘醇在体内经氧化代谢成草酸致肾损害所致。20 世纪以来国际和国内此类药害事件不断发生，人们越来越认识到控制药品市场准入与药品上市许可，即药品注册管理的重要性。药品注册是各国控制药品在本国上市的重要审批程序，直接影响到公众健康、经济发展，因此，为了促进药品注册的国际交流，减少"药害事件"的发生，一些国家成立了相应的协调组织，如国际人用协调组织（ICH）等，其目的是在保证药品质量的前提下，加快审批速度，尽快使新药上市，降低新药研发成本，使公众受益。

1. 什么是药品注册

药品注册是指依照法定程序和相关要求，药品注册申请人提出药品注册申请，食品药品监督管理部门对拟上市药品的安全性、有效性、质量可控性等进行综合性评价，作出行政许可决定的过程。

药品注册申请包括药物临床试验申请、药品上市申请、药品上市后注册事项变更的补充申请以及延续申请。

2. 什么是药品注册申请人

药品注册申请人是指提出药品注册申请并承担相应法律责任的机构。境内申请人应当是在中国境内合法登记并能独立承担民事责任的机构；境外申请人应当是境外合法制药厂商，境外申请人办理进口药品注册时，应当由其驻中国境内的办事机构或者受其委托的中国境内代理机构办理。在征求意见的《药品注册管理办法（修订稿）》中指出，药品注册申请人应对药品研制及申报全过程，包括研发和委托研发的以及使用他人的用于药品注册的数据、资料、样品等合规性和可评性负责。申请人应当建立相应的药物研究和样品试制质量管理体系，确保药物研究及样品试制过程规范、全程可追溯。

同时，《药品注册管理办法》（局令第 28 号令）第四十六条明确了多个单位联合研制新药的申请人问题："多个单位联合研制的新药，应当由其中的一个单位申请注册，其他单位不得重复申请；需要联合申请的，应当共同署名作为该新药的申请人。新药申请获得批准后每个品种，包括同一品种的不同规格，只能由一个单位生产"。

药品注册专员负责办理药品注册申请相关事务，代表申请人负责申请以及与食品药品监管部门进行沟通，协助申请人合规地开展药物研制。药品注册专员应当具有相应的专业知识，熟悉药品注册的法律，法规及技术要求。

3. 药品注册的基本原则是什么

我国在药品注册管理上遵照 WTO 非歧视性原则、市场开放原则、公平贸易原则和权力义务平衡原则，不断地同国际市场进行接轨。同时，《药品注册管理办法》第六条规定："药品注册工作应当遵循公开、公平、公正的原则，国家食品药品监督管理局对药品注册要实行主审集体负责制、相关人员公示制和回避制以及责任追究制的原则，对受理、检验、审评、审批、送达等环节要自觉接受社会监督"。

4. 药品注册申请分类有哪些

《药品注册管理办法》第十二条对药品注册申请分类如下：新药申请、仿制药申请、进口药品申请及其补充申请，药品再注册申请。境内申请人申请药品注册按照新药申请、仿制药申请的程序和要求办理，境外申请人申请进口药品注册则按照进口药品申请的程序和要求办理。

5. 什么是新药申请

《药品注册管理办法》第十二条规定：新药申请，是指未曾在中国境内上市销售的药品的注册申请。对已上市药品改变剂型、改变给药途径、增加新适应证的注册申请按照新药申请的程序申报。

6. 什么是仿制药申请

《药品注册管理办法》第十二条规定：仿制药申请，是指生产国家食品药品监督管理局已批准上市的已有国家标准的药品的注册申请；但是生物制品按照新药申请的程序申报。

2015 年 8 月，国务院印发了《关于改革药品医疗器械审评审批制度的意见》（国发〔2015〕44 号，简称国务院 44 号文件），《意见》中明确提出为提高药品审批标准，要修改新药与仿制药定义，调整药品注册分类。将新药由现行的"未曾在中国境内上市销售的药品"调整为"未在中国境内外上市销售的药品"。根据物质基础的原创性和新颖性，将新药分为创新药和改良型新药。将仿制药由现行的"仿已有国家标准的药品"调整为"仿与原研药品质量和疗效一致的药品"。并根据上述原则，调整药品注册分类，并于2016年3月4日起实施《化学药品注册分类改革工作方案》。

7. 什么是进口药品申请

《药品注册管理办法》第十二条规定：进口药品申请，指境外生产的药品在中国境内上市销售的注册申请。

与国产药品相比，其管理要求基本相同，只是申报的程序不一样。进口药品是直接向国家食品药品监督管理总局进行申报，而不向省级食品药品监督管理局申报。

8. 什么是补充申请

《药品注册管理办法》第十二条规定：补充申请，是指新药申请、仿制药申请或者进口药品申请经批准后，改变、增加或者取消原批准事项或者内容的注册申请。

9. 什么是再注册申请

《药品注册管理办法》第十二条规定：再注册申请，是指药品批准证明文件有效期满后申请人拟继续生产或者进口该药品的注册申请。

10. 药品注册申请的受理分为哪两种情形

《药品注册管理办法》将药品注册申请的受理分为两种情形。

（1）新药申请和仿制药申请　新药申请和仿制药申请由所在地省级食品药品监督管理局受理，申请人报送有关资料，申请生产时应当报送生产现场检查申请。

同时，《药品注册管理办法》中第十七条规定：两个以上单位共同作为申请人的，应当向其中药品生产企业所在地省、自治区、直辖市药品监督管理部门提出申请；申请人均为药品生产企业的，应当向申请生产制剂的药品生产企业所在地省、自治区、直辖市药品监督管理部门提出申请；申请人均不是药品生产企业的，应当向样品试制现场所在地省、自治区、直辖市药品监督管理部门提出申请。

（2）进口药品申请　进口药品申请向国家食品药品监督管理总局行政受理服务中心直接报送有关资料和样品。

11. 中药、天然药物注册分类有哪些

（1）未在国内上市销售的从植物、动物、矿物等物质中提取的有效成分及其制剂 具体是指国家药品标准中未收载的从植物、动物、矿物等物质中提取得到的天然的单一成分及其制剂，其单一成分的含量应当占总提取物的 90% 以上。

（2）新发现的药材及其制剂 是指未被国家药品标准或省、自治区、直辖市地方药材规范（统称"法定标准"）收载的药材及其制剂。

（3）新的中药材代用品 是指替代国家药品标准中药成方制剂处方中的毒性药材或处于濒危状态药材的未被法定标准收载的药用物质。

（4）药材新的药用部位及其制剂 是指具有法定标准药材的原动、植物新的药用部位及其制剂。

（5）未在国内上市销售的从植物、动物、矿物等物质中提取的有效部位及其制剂 具体是指国家药品标准中未收载的从单一植物、动物、矿物等物质中提取的一类或数类成分组成的有效部位及其制剂，其有效部位含量应占提取物的 50% 以上。

（6）未在国内上市销售的中药、天然药物复方制剂 具体包括以下类别。

①中药复方制剂 其应在传统医药理论指导下组方。主要包括：来源于古代经典名方的中药复方制剂、主治为证候的中药复方制剂、主治为病证结合的中药复方制剂等。

②天然药物复方制剂 其应在现代医药理论指导下组方，其适应证用现代医学术语表述。

③中药、天然药物和化学药品组成的复方制剂 包括中药和化学药品、天然药物和化学药品，以及中药、天然药物和化学药品三者组成的复方制剂。

（7）改变国内已上市销售中药、天然药物给药途径的制剂 是指不同给药途径或吸收部位之间相互改变的制剂。

（8）改变国内已上市销售中药、天然药物剂型的制剂 是指在给药途径不变的情况下改变剂型的制剂。

（9）仿制药 是指注册申请我国已批准上市销售的中药或天然药物。

上述注册分类（1）~（6）的品种为新药，注册分类（7）（8）的品种按新药申请程序申报。

12. 化学药品注册分类有哪些

见表 9-1。

表 9-1 化学药品新注册分类、说明及包含的情形

注册分类	分类说明	包含的情形
1	境内外均未上市的创新药	含有新的结构明确的、具有药理作用的化合物，且具有临床价值的原料药及其制剂
2	境内外均未上市的改良型新药	2.1 含有用拆分或者合成等方法制得的已知活性分的光学异构体，或者对已知活性成分成酯，或者对已知活性成分成盐（包括含有氢键或配位键的盐），或者改变已知盐类活性成分的酸根、碱基或金属元素，或者形成其他非共价键衍生物（如络合物、螯合物或包合物），且具有明显临床优势的原料药及其制剂
		2.2 含有已知活性成分的新剂型（包括新的给药系统）、新处方工艺、新给药途径，且具有明显临床优势的制剂
		2.3 含有已知活性成分的新复方制剂，且具有明显临床优势
		2.4 含有已知活性成分的新适应证的制剂
3	仿制境外上市但境内未上市原研药品的药品	具有与原研药品相同的活性成分、剂型、规格、适应证、给药途径和用法用量的原料药及其制剂
4	仿制境内已上市原研药品的药品	具有与原研药品相同的活性成分、剂型、规格、适应证、给药途径和用法用量的原料药及其制剂
5	境外上市的药品申请在境内上市	5.1 境外上市的原研药品（包括原料药及其制剂）申请在境内上市
		5.2 境外上市的非原研药品（包括原料药及其制剂）申请在境内上市

2016 年 3 月 4 日起实施的《化学药品注册分类改革工作方案》对化学药品注册分类类别进行了调整，化学药品新注册分类共分为 5 个类别，具体如下。

1 类：境内外均未上市的创新药。指含有新的结构明确的、具有药理作用的化合物，且具有临床价值的药品。

2 类：境内外均未上市的改良型新药。指在已知活性成份的基础上，对其结构、剂型、处方工艺、给药途径、适应证等进行优化，且具有明显临床优势的药品。

3 类：境内申请人仿制境外上市但境内未上市原研药品的药品。该类药品应与原研药品的质量和疗效一致。

原研药品是指境内外首个获准上市，且具有完整和充分的安全性、有效性数据作为上市依据的药品。

4 类：境内申请人仿制已在境内上市原研药品的药品。该类药品应与原研药品的质量和疗效一致。

5 类：境外上市的药品申请在境内上市。

新注册分类第 1、2 类药品，按照《药品注册管理办法》中新药的程序申报；新注册分类第 3、4 类药品，按照《药品注册管理办法》中仿制药的程序申报；

新注册分类第 5 类药品，按照《药品注册管理办法》中进口药品的程序申报。

新注册分类 2 类别的药品，同时符合多个情形要求的，须在申请表中一并予以列明。

13. 生物制品注册分类有哪些

生物制品按其用途分为治疗用生物制品和预防用生物制品，各自又分为 15 类。

（1）治疗用生物制品注册分类

①未在国内外上市销售的生物制品；

②单克隆抗体；

③基因治疗、体细胞治疗及其制品；

④变态反应原制品；

⑤由人的、动物的组织或者体液提取的，或者通过发酵制备的具有生物活性的多组分制品；

⑥由已上市销售的生物制品组成新的复方制品；

⑦已在国外上市销售但尚未在国内上市销售的生物制品；

⑧含未经批准菌种制备的微生态制品；

⑨与已上市销售制品结构不完全相同且国内外均未上市销售的制品（包括氨基酸位点突变、缺失，因表达系统不同而产生、消除或者改变翻译后修饰，对产物进行化学修饰等）；

⑩已上市销售制品制备方法不同的制品（例如采用不同表达体系、宿主细胞等）；

⑪用 DNA 重组技术制备的制品（例如以重组技术替代合成技术、生物组织提取或者发酵技术等）；

⑫国内外尚未上市销售的由非注射途径改为注射途径给药，或者由局部用药改为全身给药的制品；

⑬改变已上市销售制品的剂型但不改变给药途径的生物制品；

⑭改变给药途径的生物制品（不包括上述 12 项）；

⑮已有国家药品标准的生物制品。

（2）预防用生物制品注册分类

①未在国内外上市销售的疫苗；

② DNA 疫苗；

③已上市销售疫苗变更新的佐剂，偶合疫苗变更新的载体；

④由非纯化或全细胞（细菌、病毒等）疫苗改为纯化或者组分疫苗；

⑤采用未经国内批准的菌毒种生产的疫苗（流感疫苗、钩端螺旋体疫苗等除外）；

⑥已在国外上市销售但未在国内上市销售的疫苗；

⑦采用国内已上市销售的疫苗制备的结合疫苗或者联合疫苗；

⑧与已上市销售疫苗保护性抗原谱不同的重组疫苗；

⑨更换其他已批准表达体系或者已批准细胞基质生产的疫苗；采用新工艺制备并且实验室研究资料证明产品安全性和有效性明显提高的疫苗；

⑩改变灭活剂（方法）或者脱毒剂（方法）的疫苗；

⑪ 改变给药途径的疫苗；

⑫ 改变国内已上市销售疫苗的剂型，但不改变给药途径的疫苗；

⑬ 改变免疫剂量或者免疫程序的疫苗；

⑭ 扩大使用人群（增加年龄组）的疫苗；

⑮ 已有国家药品标准的疫苗。

14. 药品批准文号有哪些格式

（1）批准文号的格式　国药准字 H（Z、S、J）+4 位年号 +4 位顺序，如：国药准字 H20130083。

（2）新药证书的格式　国药证字 H（Z、S）+4 位年号 +4 位顺序号。

（3）《进口药品注册证》证号格式　H（Z、S）+4 位年号 +4 位顺序号。

（4）《医药产品注册证》证号格式　H（Z、S）+4 位年号 +4 位顺序号。

（5）对于境内分包装用的进口大包装规格的注册证号为原注册证号前加 B，如 BH20070028。

15. 什么是药品上市许可持有人制度

药品上市许可持有人制度是欧洲、美国、日本等制药发达国家和地区在药品监管领域的通行做法，该制度采用药品上市许可与生产许可分离的管理模式，允许药品上市许可持有人（药品上市许可证明文件的持有者，即药品生产企业、研发机构或者科研人员）自行生产药品，或者委托其他生产企业生产药品。

国务院 44 号文件提出开展上市许可持有人制度试点。2016 年 6 月，国务院办公厅印发《药品上市许可持有人制度试点方案》，规定了试点药品范围，申请人和持有人的条件、义务及责任，受托生产企业的条件、义务及责任，监督管理等内容。

药品上市许可持有人制度改变了批件和生产企业绑定的现状，允许研发企业、科研人员直接持有药品上市许可批件，由研发企业和科研人员承担药品相关责任并拥有生产、放行、销售的权力，避免了原有的重资产投入，上市后仍可通过补充申请变更生产企业，这将极大地提升小型研发企业和高校科研人员的研发积极性，同时有利于CMO、OEM等委托生产模式的规模化发展。

✍ 新闻链接

北京市启动药品上市许可持有人试点工作

北京市是国务院批准开展药品上市许可持有人制度试点的10个省（市）之一。2016年7月26日，北京市食品药品监督管理局印发《北京市开展药品上市许可持有人制度试点工作实施方案》，全面推行药品上市许可持有人制度试点工作，将遴选具有代表性和影响力的创新药物品种纳入本市药品注册快速审查范围，开通绿色通道，给予重点培育、先期指导和全程跟踪服务，促进更多医药创新成果在京转化落地，推动医药产业向高精尖经济结构迈进。

《实施方案》遵循"五大发展理念"，贯彻"京津冀协同发展"战略，立足首都城市战略定位，按照权责明晰、风险可控、程序优化、监管科学、逐步完善的原则开展，包含指导思想、试点内容、试点范围、申请人、持有人和受托企业相关条件、义务和责任、申请的有关细节以及监督管理要求等9项内容。

《实施方案》规定，北京市行政区域内的药品研发机构、药品生产企业和科研人员可以作为药品注册申请人，提交药物临床试验申请、药品上市申请，经北京市食品药品监督管理局审查、上报国家食品药品监督管理总局批准后，申请人取得药品上市许可批准证明文件及药品批准文号的，成为北京市药品上市许可持有人。多个申请人联合申请的，须经所有申请人取得一致意见后，推举1个申请人申请成为持有人。申请人、持有人承担法律法规规定的药物临床试验和药品生产上市相关法律责任。公众可在北京市食品药品监管局网站-公告栏目查询《实施方案》具体内容。

16. 我国药品注册相关审批机构及其主要职责是什么

《药品注册管理办法》第五条规定："国家食品药品监督管理局主管全国药

品注册工作，负责对药物临床试验、药品生产和进口进行审批。"在国家食品药品监督管理总局主管药品注册的同时，其他各管理机构相互协调，共同管理我国的药品注册。表9-2简述了药品注册相关的审批机构及其主要职责。

表9-2　我国药品注册相关的审批机构及其主要职责

药品注册审批机构		主要职责
国家食品药品监督管理总局	药品化妆品注册管理司	拟定药品、药用辅料的国家标准和研究指导原则； 药品、直接接触药品的包装材料和容器、药用辅料的注册工作； 拟订并监督实施GLP、GCP； 药品注册现场核查、药品进口管理
	中国食品药品检定研究院	药品审批和质量监督检查所需的检验和复验工作； 标定和管理国家药品标准品、对照品； 对有关直接接触药品的包装材料和容器、药用辅料的药用要求与标准进行实验室复核并提出复核意见； 承担药品、生物制品、医疗器械注册检验； 对有关药品、生物制品注册标准进行实验室复核
	国家药典委员会	组织制定和修订国家药品标准以及直接接触药品的包装材料和容器、药用辅料的药用要求与标准； 药品试行标准转为正式标准的技术审核
	药品评审中心	为药品注册提供技术支持； 对药品注册申请进行技术评审
	食品药品审核查验中心	参与制定、修订GLP、GCP及相应的实施办法； GCP、GLP的现场检查等相关工作
省级药品监督管理局	药品注册处	药品注册申请研制情况及条件的现场考察，检验用样品的抽取； 药品补充申请中部分变更事项的受理和审核； 国产药品再注册申请受理和审核； 进口药品分包装申请的受理和审核
	省级药检所	受省级药监局委托进行药品的检验； 受CFDA委托进行药品的检验

二、新药注册管理

导入案例

　　40多年前我国发现了青蒿素，继之发明了青蒿琥酯、蒿甲醚和二氢青蒿素等药物，对全球范围的疟疾治疗，是一个划时代的变革与贡献，挽救了数以百万计患者的生命与健康。青蒿素的发现和相关药物的发明，开创了治疗疟疾的崭新领域。我国科学家发明的青蒿素类的单药和复方制剂，成为国际上治疗恶性疟疾的标准药物，已拯救了数以百万计患者的生命。青蒿素的发现者屠呦呦因此获得了 2015 年诺贝尔医学或生理学奖。

青蒿素类药物被世界认可并取得了巨大成功，是当年全国"523 任务"组织近千名化学、生药学、药物化学、药理学、毒理学、药剂学、临床医学、工艺研究和工业部门等科学技术人员共同进行科研攻关的劳动成果，也与负责 523 任务的组织和行政管理人员的辛勤工作密不可分。在特殊的历史时期以举国体制研制新药，通过大海捞针式的筛选试验，屠呦呦等人从东晋名医葛洪《肘后备急方》中"青蒿一握，以水二升，渍绞取汁，尽服之"可治"久疟"受到启发，在反复阅读东晋葛洪《肘后备急方》后，发现其中记述用青蒿抗疟是通过"绞汁"，而不是传统中药"水煎"的方法来用药的，认为很可能是因为"高温"的原因破坏了其中的有效成分。据此，屠呦呦等改用低沸点的溶剂乙醚来提取青蒿中的有效成分，所得青蒿的乙醚提取浓缩物确实对鼠疟效价有了显著提高。经过反复实验，最终分离获得的第 191 号青蒿中性提取物样品显示对鼠疟原虫有近 100% 抑制率的结果。屠呦呦研究组验证间日疟 11 例、恶性疟 9 例、混合感染 1 例，结果显示青蒿提取物能大幅杀灭疟原虫，疗效优于氯喹。1972 年成功分离出一种无色结晶，后将其命名为青蒿素。

但是后来研究发现青蒿素存在着近期复燃率高，溶解度差，制剂困难等问题。1976 年，上海药物研究所对青蒿素的化学结构进行改造，以筛选合成出更好的有效衍生物。这期间合成了类青蒿素衍生物近百个，并经动物实验证明，其中蒿甲醚是一种疗效极好的化合物，其抗疟活性是青蒿素的 6 倍，而且除了具有青蒿素的速效，低毒等优点外，其在治疗中的溶解度也比青蒿素大，有利于制备制剂。

此后，多家药品生产机构及企业参与到蒿甲醚的后期研究与药品注册工作，最终成功开发了蒿甲醚制剂。现在，蒿甲醚已在 80 个国家获得药品注册，在 32 个国家上市销售，被 14 个国家指定为抗疟治疗一线药物，22 个国家将其列入国家疟疾治疗指南，并被列为国际抗疟研究计划的首选药品，被联合国儿童基金会指定为灾难和难民救助中唯一的抗疟药，2002 年世界卫生组织将其列入基本药物核心目录。

新药创制是复杂的智力活动，涉及科学研究、技术创造、产品开发和医疗效果等多维科技活动。本部分将重点阐述新药研发与注册相关问题。

17. 新药注册的申报和审批程序是什么

新药注册的申报与审批，分为临床研究审批和生产上市申报审批。《药品注册管理办法》在新药的申报与审批程序上强调了公开、公正的原则；在质量标准上强调可控性和可操作性的原则，将药品审批与推行 GMP、GLP、GCP 结合起来，逐步与国际接轨。

（1）新药临床研究申请和审批

①新药临床研究审批流程见图 9-1。

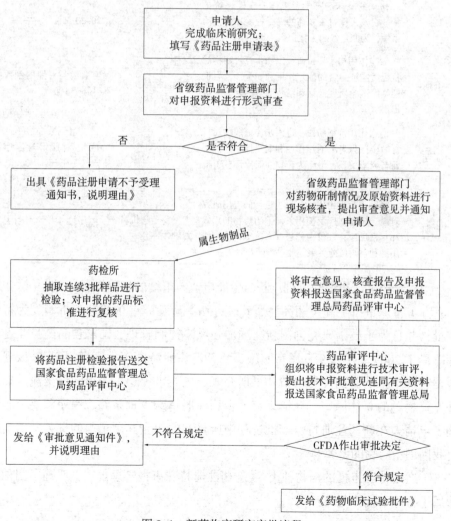

图 9-1 新药临床研究审批流程

②新药临床研究　新药临床研究包括临床试验和生物等效性试验，是在完成临床前研究的基础上，经过国家食品药品监督管理总局批准，按照《药物临床试验质量管理规范》（GCP）的要求，对药物作用于人体的安全性、有效性的研究，在这一过程中，不仅需要确保研究结果具有科学意义和可信度，并且要求保护受试者安全及符合道德。

新药临床试验分为Ⅰ、Ⅱ、Ⅲ、Ⅳ期等。具体的实验目的，方法和受试人数如表9-3所示。

表9-3　新药临床实验分期

临床试验	实验目的	实验方法	受试人数
Ⅰ期	初步的临床药理学及人体安全性评价试验。观察人体对于新药的耐受程度和药代动力学，为制定给药方案提供依据	开放、基线对照、随机和盲法	20~30 例
Ⅱ期	治疗作用初步评价阶段。初步评价药物对目标适应证患者的治疗作用和安全性，为Ⅲ期临床试验研究设计和给药剂量的方案确定提供依据	采用多种形式，包括随机盲法对照临床试验	实验组与对照的例数都不得低于100 例
Ⅲ期	治疗作用确证阶段。进一步验证药物对目标适应证患者的治疗作用和安全性，评价利益与风险关系，最终为药物注册申请获得批准提供充分的依据	具有足够样本量的随机盲法对照	试验组例数一般不低于300 例，对照组与治疗组的比例不低于1：3，具体例数应符合统计学要求
Ⅳ期	新药上市后由申请人自主进行的应用研究阶段。考察在广泛使用条件下的药物的疗效和不良反应；评价在普通或者特殊人群中使用的利益与风险关系，改进给药剂量等	主要是随机盲法和对照组	2000 例

（2）新药生产申请和审批　新药生产申请与审批的流程如图9-2。

（3）特殊审批　新《药品注册管理办法》改变以前的快速审批制度为特殊审批，并且为了鼓励研究创制新药和加强风险控制管理，国家食品药品监督管理总局于2009年1月9日颁布实施了《新药注册特殊审批管理规定》，该规定根据特殊审批的新药注册申请"早期介入、优先审评、多渠道沟通交流、动态补充资料"的总体原则，详细规定了新药注册特殊审批条件、程序和要求，明确了申请人在新药注册特殊审批过程中所具有的权利和须承担的义务，切实推进我国创新药物的研究与开发。

①适用特殊审批的药物种类　《新药注册特殊审批管理规定》明确了四种情形属于特殊审批的范畴：

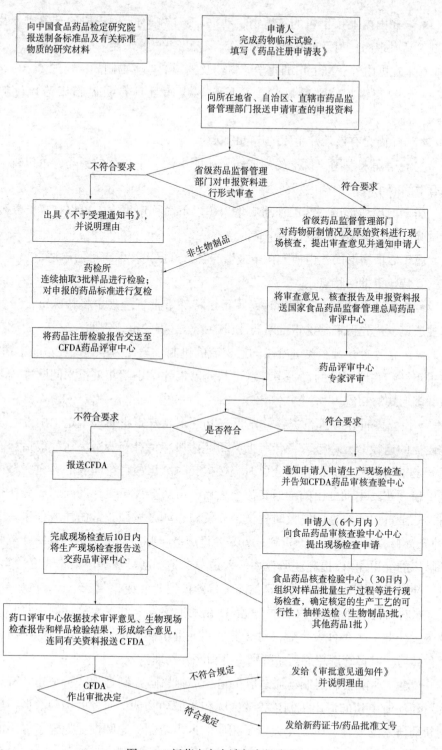

图 9-2 新药生产申请与审批流程

- 未在国内上市销售的从植物、动物、矿物等物质中提取的有效成分及其制剂，新发现的药材及其制剂；
- 未在国内外获准上市的化学原料药及其制剂、生物制品；
- 治疗艾滋病、恶性肿瘤、罕见病等疾病且具有明显临床治疗优势的新药；
- 治疗尚无有效治疗手段的疾病的新药。

主治病证未在国家批准的中成药"功能主治"中收载的新药，可以视为尚无有效治疗手段的疾病的新药。

属于前项情形的，药品注册申请人（以下简称申请人）可以在提交新药临床试验申请时提出特殊审批的申请。

属于后项情形的，申请人在申报生产时方可提出特殊审批的申请。

②特殊审批的特点

- 单独设立通道，优先审评、审批。特殊审批管理规定将特殊审批设置为单独通道，优先保证特殊审批新药注册申请全过程的审评审批。
- 建立适时介入、关键阶段沟通交流的机制。表现为申请人在注册申请前、技术审评和临床试验的过程中，均可与药品审评中心就相关技术问题进行多渠道、多形式的交流。
- 设立多种途径进行资料补充。《新药注册特殊审批管理规定》中设立了多种便捷的途径，允许进入特殊审批的新药注册申请补充资料。途径包括：一是召开与申请人和专家的审评会议时直接提交对会议所讨论问题的补充资料；二是申请人在其主动提出的沟通交流会之后，可对会议所讨论的问题提交补充资料；三是重大安全性问题及时提交补充资料；四是按照正常的注册程序，根据"补充资料通知"进行补充资料；五是允许服务于临床的变更（资料的补充服务于临床的变更），以提高注册效率；六是考虑到创新药注册申请物研究的实际，将其补充资料的时间由普通申请的4个月延长到8个月。
- 明确特别审批程序的衔接。当存在发生突发公共卫生事件的威胁时，以及突发公共卫生事件发生后，对突发公共卫生事件应急处理所需新药按照《国家食品药品监督管理总局药品特别审批程序》办理。
- 建立风险控制机制，通过以下途径加强风险控制管理：一是建立特殊审批新药注册申请的退出机制。参考国际积累的药物创新研发的经验数据，遵循创新药研发的规律，本规定设计了相应的退出机制，原则性地规定了退出的几种主要条件。退出机制的设计有利于各方面的风险控制，是控制风险的关键举措。二是申请进入特殊审批的新药注册申请，需对临床试验设计相应的风险控制方案。此类新药注册申请被批准上市后还需制定完备的风险控制方案，如未在规定时间内履行承诺，且无充分的、可接受的理由，国家食品药品监督管理部门可要求申请人限制该新药的临床使用乃至暂停生产和销售。三是建立特殊审批新药注册申请数据库，加强公众的监督。国家食品药品监督管理部门将针对特殊审批新药注册申请设定相应的数据库，将重要的临床试验信息收录，并于药品审评中心网站对外发布必要的特殊审批新药注册申请信息。

③特殊审批的流程　见图 9-3。

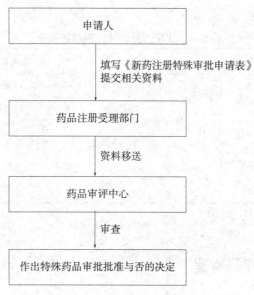

图 9-3　药品特殊审批流程

● 申请人填写《新药注册特殊审批申请表》，并提交相关资料。

● 药品注册受理部门受理后，将特殊审批申请的相关资料随注册申报资料一并送交国家食品药品监督管理总局药品审评中心。

● 国家食品药品监督管理总局药品审评中心负责对特殊审批申请组织审查确定，并将审查结果告知申请人，同时在国家食品药品监督管理总局药品审评中心网站上予以公布。

对于未在国内上市销售的从植物、动物、矿物等物质中提取的有效成分及其制剂，新发现的药材及其制剂以及未在国内外获准上市的化学原料药及其制剂、生物制品，国家食品药品监督管理总局药品审评中心应在收到特殊审批申请后 5 日内进行审查确定。

对于治疗艾滋病、恶性肿瘤、罕见病等疾病且具有明显临床治疗优势的新药以及治疗尚无有效治疗手段的疾病的新药，国家食品药品监督管理总局药品审评中心应在收到特殊审批申请后 20 日内组织专家会议进行审查确定。

国家食品药品监督管理总局药品审评中心对获准实行特殊审批的注册申请，按照相应的技术审评程序及要求开展工作。负责现场核查、检验的部门对获准实行特殊审批的注册申请予以优先办理。

18. 化学药品的新药监测期是怎样规定的

根据《中华人民共和国药品管理法实施条例》的有关要求，对新药设立 3~5 年监测期，具体见表 9-4。

表 9-4　化学药品新药监测期期限表

注册分类	监测期限
1	5 年
2.1	3 年
2.2	4 年
2.3	4 年
2.4	3 年

注：注册分类见表 9-1。

三、仿制药注册管理

19. 仿制药注册的相关概念有哪些

（1）仿制药　在我国仿制药是指仿制已批准上市的已有国家标准的药品，包括中成药、天然药物、化学原料药及其制剂等。仿制药应当与被仿制药具有同样的活性成分、给药途径、剂型、规格和相同的治疗作用。国际上仿制药通常是指与商品名药在剂量、安全性、疗效、质量、作用以及适应证上相同的一种仿制品。仿制药只能使用通用名，而不能使用商品名。目前我国的仿制药主要有两种：一种是国内企业仿制国外无专利或已过或即将过专利保护期的药品，另一种则是国内企业之间已上市产品的相互仿制。

（2）国家药品标准　是指国家为保证药品质量所制定的质量指标、检验方法以及生产工艺的技术要求，包括国务院药品监督管理部门颁布的《中华人民共和国药典》、药品注册标准和其他药品标准，其内容包括质量指标、检验方法以及生产工艺等技术要求。

（3）仿制药注册 是指生产国家食品药品监督管理总局已经颁布正式标准的药品注册申请即批准上市的已有国家标准的药品的注册申请；但是生物制品按照新药申请的程序申报。

20. 仿制药注册的流程是什么

见图 9-4。

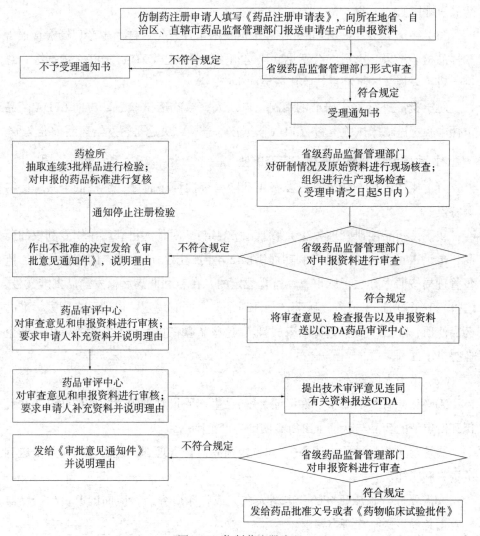

图 9-4 仿制药注册流程

（1）申报资料 申报人完成试制后，应当填写《药品注册申请表》，向所在地省、自治区、直辖市药品监督管理部门报送有关资料和生产现场检查申请。

（2）初审及现场核查　省级药品监督管理部门对申报资料进行形式审查，自受理申请之日起5日内组织对研制情况和原始资料进行现场核查，根据申请人提供的生产工艺和质量标准组织进行生产现场检查，现场抽取连续生产的3批样品，送药品检验所检验。

（3）报送检验报告　省级药品监督管理部门和其指定的药品检验所分别将审查意见、核查报告、生产现场检查报告、申报资料及注册检验报告报送CFDA药品审评中心。

（4）终审　CFDA药品审评中心依据技术审评意见、样品生产现场检查报告和样品检验结果，形成综合意见，连同相关资料报送CFDA，CFDA依据综合意见，对符合规定的批准进行临床研究或生产。

对于批准进行临床研究的情况，申请人完成临床试验后，应向CFDA药品审评中心报送临床试验资料。CFDA依据技术意见，决定是否发给药品批准文号。

21. 我国对仿制药的法律规定有哪些

（1）概述　仿制药具有研发费用低廉、审批程序简单、价格低于品牌药物等特点。

我国《药品注册管理办法》第十九条规定："对他人已获得中国专利权的药品，申请人可以在该药品专利期届满前2年内提出注册申请。国家食品药品监督管理局按照本办法予以审查，符合规定的，在专利期满后核发药品批准文号、《进口药品注册证》或者《医药产品注册证》。"同时规定"申请已有国家标准的药品注册，一般不需要进行临床试验。"这些条款在很大程度上为生产仿制药企业提供了便利。

（2）申请人的职责

①必须持有《药品生产许可证》《药品生产质量管理规范》认证证书，并且保证所申请的药品与认证证书所载明的生产范围一致。

②填写《药品注册申请表》，向省级药品监督管理部门提出申请，并报送有关资料和实样。

③需要进行临床研究的，申请人在完成临床研究后，应向国家食品药品监督管理总局报送临床研究资料。

（3）知识产权状况申报　对于仿制药而言，申请人需要对其申请的仿制药所处的知识产权状态进行说明。

《药品注册管理办法》第十八条第一款指出："申请人应当对其注册的药物或者使用的处方、工艺、用途等，提供申请人或者他人在中国的专利及其权属状态的说明；他人在中国存在专利的，申请人应该提交对他人专利不构成侵权的声明。"

22. 什么是仿制药一致性评价

仿制药一致性评价指的是仿制药质量和疗效一致性评价（以下简称"仿制药一致性评价"）。开展仿制药一致性评价，可以使仿制药在质量和疗效上与原研药一致，在临床上可替代原研药，这不仅可以节约医疗费用，同时也可提升我国的仿制药质量和制药行业的整体发展水平，保证公众用药安全有效。

2016 年 3 月 5 日，国务院办公厅印发的《关于开展仿制药质量和疗效一致性评价的意见》（国办发〔2016〕8 号）（以下简称《意见》）正式对外公布，标志着我国已上市仿制药质量和疗效一致性评价工作全面展开。随后，国家食品药品监督管理总局出台《关于发布仿制药质量和疗效一致性评价参比制剂备案与推荐程序的公告》（2016 年第 99 号）、《关于发布仿制药质量和疗效一致性评价工作程序的公告》（2016 年第 105 号）等一系列文件。2016 年 5 月 26 日，CFDA 又发布了《关于落实〈国务院办公厅关于开展仿制药质量和疗效一致性评价的意见〉的公告》（2016 年第 106 号），对仿制药一致性评价工作进行了部署。

23. 开展一致性评价的范围有哪些

化学药品新注册分类实施前批准上市的仿制药，无论是国产仿制药，还是进口仿制药、原研药品地产化品种，凡未按照与原研药品质量和疗效一致性原则审批的，均须开展一致性评价。

首批将对国家基本药物目录（2012 年版）中 2007 年 10 月 1 日前批准上市的化学药品仿制药口服固体制剂进行一致性评价。这部分药品原则上应在 2018 年底前完成一致性评价。为什么首先要对基本药物目录中的化学药品口服固体制剂进行一致性评价呢？主要有两点：一是因为口服固体制剂量大面广、最为常用；二是基本药物是保障群众基本用药需求的品种。

上述以外的其他化学药品仿制药口服固体制剂，企业可自行组织一致性评价工作，自首家品种通过一致性评价后，3 年后不再受理其他药品生产企业相同品种的一致性评价申请。

除了以上这些仿制药以外的其他化学仿制药，包括基本药物目录中其他剂型的药品，非基本药物目录的品种等，由于涉及品种众多、情况复杂，国家食品药品监督管理总局将分期分批发布开展质量和疗效一致性评价的品种名单。对这些品种，鼓励提前开展评价。

24. 企业应当怎么科学安排一致性评价工作

药品生产企业对拟进行一致性评价的品种，首先应参照《普通口服固体制剂参比制剂选择和确定指导原则》（食品药品监管总局公告 2016 年第 61 号）的要求选择参比制剂。按照《仿制药质量和疗效一致性评价参比制剂备案与推荐程序》（食品药品监管总局公告 2016 年第 99 号），将选择的参比制剂向食品药品监管总局仿制药质量一致性评价办公室（以下简称"一致性评价办公室"）备案。行业协会可向一致性评价办公室推荐参比制剂，原研药品生产企业、国际公认的同种药物生产企业可向一致性评价办公室申报参比制剂。一致性评价办公室主动对参比制剂的备案、推荐和申报信息向社会公开。国家食品药品监督管理总局及时公布推荐和确定的参比制剂信息，药品生产企业原则上应选择公布的参比制剂开展一致性评价。

对于企业找不到且无法确定参比制剂的，应由药品生产企业开展临床有效性试验。

在开展一致性评价的过程中，药品生产企业须以参比制剂为对照，全面深入地开展比对研究。包括处方、质量标准、晶型、粒度和杂质等主要药学指标的比较研究，以及固体制剂溶出曲线的比较研究，以提高体内生物等效性试验的成功率，并为将药品特征溶出曲线列入相应的质量标准提供依据。对符合《人体生物等效性试验豁免指导原则》（食品药品监管总局通告 2016 年第 87 号）的品种，由药品生产企业申报，一致性评价办公室组织审核后公布，允许该药品生产企业采取体外溶出试验的方法进行一致性评价。

开展生物等效性试验的品种，应根据《关于化学药生物等效性试验实行备案管理的公告》（食品药品监管总局公告 2015 年第 257 号）规定的程序备案，并按照《以药动学参数为终点评价指标的化学药物仿制药人体生物等效性研究技术指导原则》（食品药品监管总局通告 2016 年第 61 号）等的有关要求进行试验研究。

对无参比制剂需开展临床有效性试验的品种，应区分两种情况处理：①如属于未改变处方、工艺的，应按一致性评价办公室的要求进行备案，并按照有关药品临床试验指导原则的相应要求开展试验研究；②如属于改变已批准处方、工艺的，按照《药品注册管理办法》补充申请有关要求开展试验研究。

四、进口药品注册管理

　　2014 年有消费者举报，称标示为"台湾正品团购网"的网站非法宣传销售药品，且药物涉嫌为假药（未经批准进口药品）。经核实，该网站的 IP 地址为厦门地区 IP 地址。在网站首页和"台湾药品"子页面中存在宣传标示台湾产的药品"张国周强胃散""金十字胃肠药"等相关信息。该网站未取得《互联网药品交易服务资格证书》和《互联网药品信息服务资格证书》，且宣传销售的"张国周强胃散""金十字胃肠药"等药品未经批准进口，应按假药论处。

　　依据《中华人民共和国药品管理法》《互联网信息服务管理办法》《互联网药品交易服务审批暂行规定》《互联网药品信息服务管理办法》等有关规定，市食品药品监督管理部门提请通信管理部门关闭该网站，同时进一步追查该公司涉嫌销售假药违法行为。

　　通过互联网发布药品信息或者交易药品，必须取得相应资格，未经允许不得擅自发布药品信息，更不得无证经营药品。进口药品（包括港、澳、台地区）必须取得药品进口注册证书，未经批准进口的药品，按假药论处。

本部分着重阐述进口药品注册管理相关知识。

25. 进口药品注册的定义是什么

《药品注册管理办法》第十二条对进口药品注册申请的概念作了明确的规定，即境外生产的药品在中国境内上市销售的注册申请。港、澳、台地区的药品申请到大陆销售比照进口药品管理。

26. 进口药品注册的特殊性有哪些

进口药品注册，较之国产新药及仿制药，在申请人资格、药品质量要求、审批、检验机构和报送资料等方面都具有自身的特殊性。

（1）进口药品申请人资格　《药品注册管理办法》第十条对进口药品申请人

资格作了严格的规定。

①境外申请人应当是申报品种在生产国家或地区的合法制药厂商。

②境外申请人办理进口药品注册，应当由其驻中国境内的办事机构或者由其委托的中国境内代理机构办理。

（2）药品质量要求 《药品管理法》第三十八条规定：禁止进口疗效不确定、不良反应大或者其他原因危害人体健康的药品。为了确保从国外或港澳台地区进口的药品符合上述条款，《药品注册管理办法》第八十四条规定："申请进口的药品，应当获得境外制药厂商所在生产国家或者地区的上市许可；未在生产国家或者地区获得上市许可，但经国家食品药品监督管理局确认该药品安全、有效而且临床需要的，可以批准进口。"与此同时，其生产应当符合所在国家或者地区《药品生产质量管理规范》及中国《药品生产质量管理规范》的要求。除此以外，申请进口药品制剂，必须提供直接接触药品的包装材料和容器合法来源的证明文件，用于生产该制剂的原料药和辅料合法来源的证明文件。原料药和辅料尚未取得国家食品药品监督管理总局批准的，应当报送有关生产工艺、质量指标和检验方法等规范的研究资料。

（3）审批与检验机构 我国境内生产企业生产新药、仿制药向企业所在地的省级药品监督管理部门提出申请即可，而进口药品申请则需向国家食品药品监督管理部门提出。具体法律规定如下。

《药品管理法》第三十九条规定：药品进口，须经国务院药品监督管理部门组织审查，经审查确认符合质量标准、安全有效的，方可批准进口，并发给进口药品注册证书。医疗单位临床急需或者个人自用进口的少量药品，按照国家有关规定办理进口手续。

我国境内生产企业的"新药""仿制药"申请，由省级药品监督管理部门通知其指定的药检所进行样品检验；而进口药品的注册检验由中国食品药品检定研究院负责。

27. 进口药品注册的流程是什么

见图 9-5。

药品进口必须首先取得国家食品药品监督管理部门核发的《进口药品注册证》或《医药产品注册证》后方可办理进口备案和口岸检验手续。

进口临床急需药品、捐赠药品、新药研究和药品注册所需样品或者对照药品等，必须经国家食品药品监督管理总局批准，并凭其核发的《进口药品批件》办理进口备案手续。

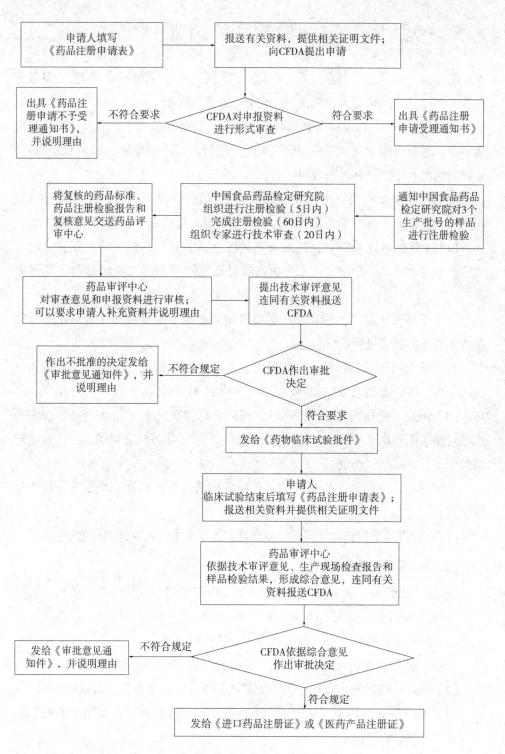

图 9-5　进口药品注册流程

《进口药品注册证》或《医药产品注册证》申报及审批程序如下。

（1）申请与受理

①申请　申请进口药品注册，申请人应当填写《药品注册申请表》，报送有关资料和样品，提供相关证明文件，向 CFDA 提出申请。

②受理　CFDA 对申报资料进行形式审查，符合要求的予以受理，发给受理通知单，通知中国食品药品检定研究院组织进行药品注册检验。CFDA 根据需要，对研制情况及生产条件进行现场考察。

（2）药品注册检验　中国食品药品检定研究院完成进口药品注册检验后，应当将其复核的药品标准、检验报告书及复核意见报送 CFDA 药品审评中心。

CFDA 药品审评中心对报送的资料进行全面的审评，形成综合意见连同相关资料报送 CFDA，CFDA 以《药物临床研究批件》的形式决定是否批准临床研究。

（3）药品临床研究　临床研究经批准后，申请人应当按照《药品注册管理办法》有关的要求进行临床试验。

临床试验结束后，申请人应当按照规定报送临床研究资料及其他变更和补充的资料，并详细说明依据和理由，提供相关证明文件。

（4）颁发《进口药品注册证》或《医药产品注册证》　CFDA 药品审评中心组织对报送的临床研究等资料进行全面审评，CFDA 依据综合意见，对符合规定的发给《进口药品注册证》。

中国香港、澳门和台湾地区的制药厂商申请注册的药品，发给《医药产品注册证》。

CFDA 在批准进口药品的同时，发布经其核准的进口药品注册标准和说明书。

28. 什么是进口药品分包装

《药品注册管理办法》第九十六条规定：进口药品分包装，是指药品已在境外完成最终制剂生产过程，在境内由大包装规格改为小包装规格，或者对已完成内包装的药品进行外包装、放置说明书、粘贴标签等。

同时，第九十七条规定，申请进口药品分包装，应当符合下列要求。

（1）该药品已经取得《进口药品注册证》或者《医药产品注册证》；

（2）该药品应当是中国境内尚未生产的品种，或虽有生产但是不能满足临床需要的品种；

（3）同一制药厂商的同一品种应当由一个药品生产企业分包装，分包装的期限不得超过《进口药品注册证》或者《医药产品注册证》的有效期；

（4）除片剂、胶囊外，分包装的其他剂型应当已在境外完成内包装；

（5）接受分包装的药品生产企业，应当持有《药品生产许可证》，并取得《药品生产质量管理规范》认证证书。进口裸片、胶囊申请在国内分包装的，接受分包装的药品生产企业还应当持有与分包装的剂型相一致的《药品生产质量管理规范》认证证书；

（6）申请进口药品分包装，应当在该药品《进口药品注册证》或者《医药产品注册证》的有效期届满 1 年前提出。

29. 进口药品分包装注册的申报与审批程序是什么

《药品注册管理办法》第九十六条至一百零四条对进口药品分包装的注册程序作了详细的规定。

（1）申请进口药品分包装的，应当由接受分包装的药品生产企业向所在地省、自治区、直辖市药品监督管理部门提出申请，提交由委托方填写的《药品补充申请表》，报送有关资料和样品。

（2）省级药品监督管理部门对申报资料进行形式审查后，认为符合要求的，予以受理，出具药品申请受理通知书；省级药品监督管理部门提出审核意见后，将申报资料和审核意见报 CFDA 审批，同时通知申请人。

（3）CFDA 对报送的资料进行审查，符合规定的，发给《药品补充申请批件》和药品批准文号；不符合规定的，发给《审批意见通知件》，并说明理由。

五、药品补充申请及再注册

📖 导入案例1

国家食品药品监督管理总局决定：因某制药有限公司未及时履行补充申请程序停止进口其氟康唑注射液

日前，国家食品药品监督管理总局对某制药有限公司进行药品境外检查，根据检查情况约谈了某制药有限公司。总局发现该公司法国Amboise 工厂在生产出口到中国的氟康唑注射液过程中，未及时按中国法律法规要求提出相关补充申请，该行为违反中国药品监管法律法规的相关规定。总局决定：在该公司整改到位前，停止其氟康唑注射液产品的进口。

总局要求进口药品生产企业必须严格执行中国药品管理的法律法规，严格遵守我国境外检查和《中国药典》的要求，尤其不得针对不同国家地区的相同技术要求在执行上有区别。对于境外检查发现不符合中国法律法规的，一律采取包括：发布警示信息、停止销售、停止进口等一系列严厉的监管措施。

📝 **导入案例 2** ⚫

湖南省食品药品监督管理局以"两打两建"为契机严格药品再注册工作

为确保药品规范生产，达到所生产的药品符合预定用途和注册要求，不留安全隐患，自"两打两建"专项行动开展以来，湖南省食品药品监督管理局严格药品处方与工艺的注册审核，扎实开展再注册工作，取得了初步成效。

湖南省食品药品监督管理总局对一些高风险品种目前的处方与工艺等项目与原来注册规定的处方与工艺等项目进行了一致性评价，对不符合要求的品种不予再注册，对原已经批准再注册的品种，经审查发现不符合注册要求的收回再注册批件，并责令企业暂停生产。到目前为止，已对风险程度较高的 121 个注射剂品种进行了评价，其中有 36 个品种不符合注册相关要求，存在安全隐患，收回了药品再注册批件，并作出企业暂停生产的行政决定。

本部分将重点阐述药品补充申请及再注册相关知识。

30. 什么是药品补充申请

《药品注册管理办法》第十二条规定："补充申请，是指新药申请、仿制药申请或者进口药品申请经批准后，改变、增加或者取消原批准事项或者内容的注册申请。"

补充申请的申请人应当是药品批准证明文件的持有人或者药品注册的申

请人。

药品批准证明文件的持有人或药品注册的申请人在变更研制新药、生产药品和进口药品已获得批准证明文件及其附件中载明事项的，应依法向相关药品监督管理部门提出药品补充申请。

31. 药品补充申请分为哪几类

补充申请的类型主要包括以下3种。

（1）变更研制新药已获得药品批准证明文件及其附件中载明事项。

（2）变更生产的仿制药品已获得药品批准证明文件及其附件中载明事项。

（3）变更进口药品已获药品批准证明文件及其附件中载明事项。

32. 药品补充申请的受理机构有哪些

药品补充申请的受理机构有国家食品药品监督管理总局（CFDA）和省级药品监督管理局。药品补充申请事项不同，受理机构不同。

33. 不同受理机构审批事项有何不同

《药品注册管理办法》附件4对药品补充申请事项及其受理机构作了明确的规定。

（1）CFDA审批事项

①持有新药证书的药品生产企业申请该药品的批准文号　新药研制单位获得新药证书时不具备该新药生产条件，并且没有转让给其他药品生产企业，在具备生产条件以后申请生产该新药须提出的申请。

②使用药品商品名称　CFDA《关于进一步规范药品名称管理的通知》中指出，除新的化学结构、新的活性成分的药物，以及持有化合物专利的药品外，其他品种一律不得使用商品名称。当上述药品需要使用商品名称时，需向CFDA提出申请。

③增加中药的功能主治、天然药物适应证或者化学药品、生物制品国内已有批准的适应证。

④变更用法用量或者变更适用人群范围但不改变给药途径。

⑤变更药品规格。

⑥变更药品处方中已有药用要求的辅料。

⑦改变影响药品质量的生产工艺。

⑧修改药品注册标准。

⑨替代或减去国家药品标准处方中的毒性药材或处于濒危状态的药材　替

代或减去国家药品标准处方中的毒性药材或处于濒危状态的药材是指申请人自行要求进行替代或减去药材的申请，不包括国家规定进行统一替代或减去的药材情形。

⑩进口药品、国内生产的注射剂、眼用制剂、气雾剂、粉雾剂、喷雾剂变更直接接触药品的包装材料或者容器；使用新型直接接触药品的包装材料或者容器。

⑪申请药品组合包装　CFDA《关于加强药品组合包装管理的通知》中指出，药品组合包装是指两种或者两种以上具有独立的适应证和用法用量的药物制剂组成的包装。申请药品组合包装的，药品生产企业应当按照已在国外上市但未在国内上市销售的复方制剂的资料要求申报，向 CFDA 提出药品补充申请。

⑫新药的技术转让。

⑬修订或增加中药、天然药物说明书中药理毒理、临床试验、药代动力学等项目　根据试验资料或文献资料修订或增加中药、天然药物说明书中药理毒理、临床试验、药代动力学项目，不包括对功能主治、用法用量等项目的增加或修订。

⑭改变进口药品注册证的登记项目，如药品名称、制药厂商名称、注册地址、药品有效期、包装规格等。

⑮改变进口药品的产地。

⑯改变进口药品的国外包装厂。

⑰进口药品在中国国内分包装。

⑰其他。

（2）省级食品药品监督管理局批准，报 CFDA 备案事项

①改变国内药品生产企业名称　指国内药品生产企业经批准变更《药品生产许可证》企业名称以后，申请将其已注册药品的生产企业名称作相应变更。

②国内药品生产企业内部改变药品生产场地。

③变更直接接触药品的包装材料或者容器（除 CFDA 审批的补充申请事项第⑩事项外）。

④改变国内生产药品的有效期。

⑤其他。

（3）省级药品监督管理部门备案的补充申请事项

①根据国家药品标准或者国家食品药品监督管理总局的要求修改国内生产

药品说明书。

②补充完善国内生产药品说明书安全性内容。

③按规定变更国内生产药品包装标签。

④变更国内生产药品的包装规格。

⑤改变国内生产药品制剂的原料药产地。

⑥变更国内生产药品外观，但不改变药品标准的。

⑦其他。

（4）CFDA直接备案进口药品（含港、澳、台）补充申请事项

①变更直接接触药品的包装材料或者容器（除CFDA审批的补充申请事项第⑩项外）。

②改变进口药品制剂所用原料药的产地　改变原料药场地，是指改换或增加生产药品制剂所用原料药的生产厂。

③变更进口药品外观，但不改变药品标准的。

④根据国家药品标准或者国家食品药品监督管理总局的要求修改进口药品说明书　根据国家药品标准的统一规定和CFDA的专项要求，对药品说明书的某些项目进行修改，如不良反应、禁忌、注意事项等项目。除有专门规定或要求外，不包括修改适应证或功能主治、用法用量、规格等项目。

⑤补充完善进口药品说明书安全性内容　补充完善药品说明书的安全性内容，仅可增加不良反应、禁忌、注意事项的范围；不包括对适应证或功能主治、用法用量等项目增加使用范围。

⑥按规定变更进口药品包装标签。

⑦改变进口药品注册代理机构。

⑧其他。

34. CFDA审批药品补充申请的流程是什么

（1）国产药品补充申请的审批流程　见图9-6。

①受理　申请人向省级食品药品监督管理局受理部门提交申请材料，省级食品药品监督管理局受理部门对申请材料进行形式审查。

②省级食品药品监督管理局审查及申请资料移送

● 修改药品注册标准、变更辅料、中药增加功能主治等的补充申请　自受理之日起，省级食品药品监督管理局在30日提出审查意见，与申报资料一并报送国家食品药品监督管理总局。

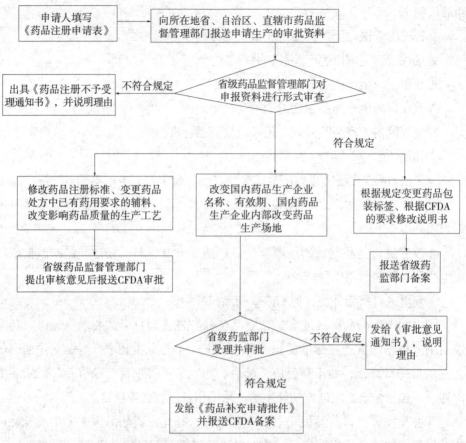

图 9-6 国产药品补充申请申报与审批流程

● 改变药品生产场地、持有新药证书申请药品批准文号等的补充申请 省级食品药品监督管理局自申请受理之日起 5 日内组织对试制现场进行核查；抽取检验用样品，并向药品检验所发出注册检验通知；在 30 日内完成现场核查、抽取样品、通知药品检验所进行注册检验、将审查意见和核查报告连同申请人的申报资料一并报送国家食品药品监督管理总局，同时将审查意见通知申请人。

● 修改药品注册标准的补充申请 药品检验所在必要时应当进行标准复核。

③注册检验 在完成药品注册检验后，方可进行技术审评或审批。

药品检验所在接到注册检验通知和样品后，应当在 30 日内完成检验，出具药品注册检验报告，并报送国家食品药品监督管理总局，同时抄送通知其检验的省级食品药品监督管理部门和申请人。特殊药品和疫苗类制品的注册检验可以在 60 日内完成。

需要进行样品检验和药品标准复核的，药品检验所应当在 60 日内完成。特殊药品和疫苗类制品的样品检验和药品标准复核可以在 90 日内完成。

④技术审评　国家食品药品监督管理总局药品审评中心按照有关的技术审评原则，在 40 日内完成技术审评，对于需要补充资料的，发给补充资料通知，申请人在 4 个月内补充资料，药品审评中心在不超过 13 日内完成补充资料的审查。

⑤行政许可决定　国家食品药品监督管理总局在完成技术审评后 20 日内完成审批；20 日内不能完成审批的，经主管局领导批准，可以延长 10 日；时限延长超过 10 日的，须报国务院批准。经审查，认为符合规定的，发给《药品补充申请批件》；认为不符合规定的，发给《审批意见通知件》，并说明理由。

不需要进行技术审评的补充申请，国家食品药品监督管理总局在受到省局报送审查意见及申报资料后 20 日内完成审批。经审查，认为符合规定的，发给《药品补充申请批件》；认为不符合规定的，发给《审批意见通知件》，并说明理由。

⑥送达　自行政许可决定之日起 10 日内，国家食品药品监督管理总局行政受理服务中心将行政许可决定送达申请人。

（2）进口药品补充申请审批流程

①受理　申请人填写《药品补充申请表》，向国家食品药品监督管理总局行政受理中心提交申请资料，行政受理中心对申请材料进行形式审查。

②药品注册检验　行政受理服务中心受理后，国家食品药品监督管理总局通知中国食品药品检定研究院组织进行注册检验应当在受理之日起 30 日内完成。

中国食品药品检定研究院组织检验样品、复核标准 85 日，特殊药品和疫苗类制品 115 日，其时限与 CFDA 审查、CFDA 药品审评中心技术审评并行。

③技术审评　在药品注册检验的同时，行政受理服务中心将申请资料移送药品审评中心进行技术审评。药品审评中心按照有关的技术审评原则，在 40 日内完成技术审评，对于需要补充资料的，发给补充资料通知，申请人在 4 个月内补充资料，药品审评中心在不超过 13 日内完成补充资料的审查。

④行政许可决定　CFDA 在完成技术审评后 20 日内完成审批；20 日内不能完成审批的，经主管局领导批准，可以延长 10 日；延长时限超过 10 日的，须报国务院批准。经审查，认为符合规定的，发给《药品补充申请批件》；认为不符合规定的，发给《审批意见通知件》，并说明理由。

不需要进行技术审评的补充申请，CFDA 在受到省级食品药品监督管理部门报送审查意见及申报资料后 20 日内完成审批。经审查，认为符合规定的，发给《药品补充申请批件》；认为不符合规定的，发给《审批意见通知件》，并说明理由。

⑤送达　自行政许可决定作出之日其 10 日内，CFDA 行政受理服务中心将行政许可决定送达申请人。

35. 省级药品监督管理部门审批药品补充申请的流程是什么

（1）申请人到省食品药品监督管理局受理大厅提交申报资料。

（2）行政许可受理中心签收。

（3）药品注册处对资料进行形式审查，不符合要求的应一次性告知需补正的资料，符合要求的予以受理。要求进行现场考核和抽取样品的，在规定时限内完成现场考核和抽取样品，并通知药品检验所检验样品；不能受理的予以退审，并说明理由。

（4）下达《药品补充申请批件》，需样品检验的，在收到样品检验报告后下达《药品补充申请批件》或《药品补充申请通知件》。

（5）向国家食品药品监督管理总局上报备案。

36. 什么是药品再注册申请

《药品注册管理办法》第十二条明确规定：再注册申请，是指药品批准证明文件有效期满后申请人拟继续生产或者进口该药品的注册申请。

CFDA 核发的药品批准文号、《进口药品注册证》或者《医药产品注册证》的有效期为 5 年。有效期届满，需要继续生产或者进口的，应当在有效期届满前 6 个月申请再注册。药品再注册是对已获准上市药品的安全性、有效性和质量可控性进行管理的一个重要环节，旨在淘汰不具备生产条件、质量不能保证、安全风险高的药品品种。

37. 药品再注册申报与审批程序是什么

药品的再注册分为境内药品的再注册与进口药品再注册两种情况。

（1）境内生产药品再注册申报与审批程序　药品再注册申请人填写《药品再注册申请表》并提供有关申报资料。省级食品药品监督管理部门对申报资料进行检查，符合要求则出具药品再注册申请受理通知书；不符合要求则出具药品再注册申请不予受理通知书，并说明理由。6 个月内完成注册审查，符合规定的予以再注册；不符合规定的，报国家食品药品监督管理部门（CFDA）；CFDA 收到省级食品药品监督管理部门意见后，经审查不符合药品再注册规定的，发出不予受理再注册的通知，并说明理由。

（2）进口药品再注册申报与审批程序　进口药品的再注册申请由 CFDA 受

理，在 6 个月内完成审查，符合规定的予以再注册；不符合规定的，发出不予以再注册的通知，并说明理由。

（3）药品再注册的例外　为了对生产企业的药品进行上市销售后的质量监督、更好地保障用药安全，国家对药品实行再注册的管理制度。出现下列情形之一的药品不予再注册。

①有效期届满前未提出再注册申请的；

②未达到国家食品药品监督管理总局批准上市时提出的有关要求的；

③未按照要求完成Ⅳ期临床试验的；

④未按照规定进行药品不良反应监测的；

⑤经国家食品药品监督管理总局再评价属于疗效不确、不良反应大或者其他原因危害人体健康的；

⑥按照《药品管理法》的规定应当撤销药品批准证明文件的；

⑦不具备《药品管理法》规定的生产条件的；

⑧未按规定履行监测期责任的；

⑨其他不符合有关规定的情形。

六、药品注册过程中的专利问题

📝 导入案例

　　日本三共株式会社研发生产了一种治疗或预防高血压的药物奥美沙坦酯片，其疗效稳定，2005 年为权利人创造了 800 亿日元的销售业绩。2003 年 9 月，三共株式会社在中国获得了关于制备奥美沙坦酯片方法的方法专利，并成立了上海三共制药有限公司，在中国销售专利药品，二者于 2005 年 7 月向国家食品药品监督管理局（以下简称 SFDA）申请生产新药奥美沙坦酯。在新药申请过程中，三共株式会社发现万生药业也在研发和申请注册其专利药品，并已完成了临床试验，进入药品生产批件申请阶段。为此，三共株式会社于 2006 年 2 月 15 日向北京市第二中级人民法院提起诉讼，以万生药业未经专利权人同意，在研发试验和注册申请过程使用其药品方法专利为由，请求法院判令其侵权行为成立，并停止使用该专利方法制造奥美沙坦酯片。

　　法院经过审理，判决首先确认了原告的"用于治疗或预防高血压症的药物组合物的制备方法"发明专利权在中国依法受到保护，原告依法享有诉讼权。其次，法院认定被告生产注册的产品与原告的专利方法获得产品相同，且为新产品。根据新产品制造方法发明专利举证责任分配原则，鉴于被告未能在举证期限内证明其生产方法与原告专利方法不同，故认定其使用了原告的专利方法。最后，被告万生公司侵权的涉案药品尚处于药品注册审批阶段，虽然其为实现进行临床试验和申请生产许可的目的使用涉案专利方法制造了涉案药品，但其制造行为是为了满足国家相关部门对于药品注册行政审批的需要，以检验其生产的涉案药品的安全性和有效性。鉴于被告的制造涉案药品行为并非直接以销售为目的，不属于专利法所规定的为生产经营目的实施专利的行为，故法院认定被告万生公司的涉案行为不构成对涉案专利权的侵犯，从而驳回了原告的诉讼请求。

　　在知识经济的大潮中，知识产权已日益成为各国经济发展的重要推动力。我国加入了WTO后，知识产权保护问题也越来越受到医药行业的关注。而在所有知识产权保护的现有形式中，专利保护的效力最强。由此，在我国药品注册过程中，专利保护的问题就凸现出来。

　　药品专利制度是一把双刃剑。一方面，由于药品发明具有投资大、周期长、风险高等突出的特点，因而对专利保护的依赖性远远高于其他技术领域。美国著名经济学家曼斯菲尔德得出结论，如果没有专利保护，60%的新药品就不会被发明出来。为了鼓励药品领域的研究开发，多数国家都建立了促进创新的专利保护制度。而另一方面，药品专利制度抑制了仿制药的研发和生产，从而在客观上提高了药品价格，增加了患者的医疗成本。我国众多企业没有能力研发新药，却可以积极利用专利时间性这一特点进行合理仿制，不仅可以节省巨额的研发费用，降低成本，赢得一定的市场份额，而且还能够在专利保护期满之后迅速推出新药，形成有效市场替代，降低药品价格，为人民群众健康带来福音。

　　由于药品关系到公众健康和社会稳定，各国政府又不得不对药品的制造和销售通过行政许可进行严格的控制，即药品只有在获得国家药品行政主管部门的注册审批后才能制造并上市销售。然而，由于专利审批和药品注册属于不同的政府机构管辖，而药品的专利申请往往早于药品的注册申请，那么，在药品注册申请的审批过程中的专利问题，就成了广大药品制造厂家和药品研发机构日益关注的热点问题。本部分着重阐述专利链接制度和专利例外制度。

38. 什么是药品注册中的专利链接

药品注册中的专利链接，指的是国家药品注册主管部门在审批药品注册申请的过程中，不仅对申请注册的药品的安全性、有效性和质量可控性进行审查，同时还要适度考虑该药品是否存在侵犯他人专利权的问题。

39. 美国的专利链接制度的主要内容是什么

（1）专利声明制度　仿制药申请人应当向 FDA 提交有关药品专利状态的说明，以防止所申请药品涉嫌专利侵权。

（2）橙皮书制度　被 FDA 批准的药品名单、药品专利情况和独占期等信息通过桔皮书公布。

（3）仿制药简化申请制度　仿制药的上市申报，无需重复进行 NDA（新药申请）已证明的安全性、有效性研究，只需进行生物等效性研究，以加快低成本仿制药的上市。

（4）数据独占制度　对不同类别的仿制药赋予不同的数据保护和市场独占期保护以弥补药品因 FDA 审批所占用的时间。

（5）监管审批机构链接制度　加强药品注册审批机构和专利审批机构的沟通，以防所注册药品涉嫌专利侵权；适当延长药品专利期限以弥补药品因注册审批期间而受到的经济损失。

40. 我国的药品专利链接制度的主要内容是什么

专利链接制度在我国还处于初始阶段，仅在《药品注册管理办法》第十八条和第十九条引入了专利保护链接条款。

第十八条第一款规定：申请人应当对其申请注册的药物或者使用的处方、工艺、用途等，提供申请人或者他人在中国的专利及其权属状态的说明；他人在中国存在专利的，申请人应当提交对他人的专利不构成侵权的声明。对申请人提交的说明或者声明，药品监督管理部门应当在行政机关网站予以公示。

第十九条规定：对他人已获得中国专利权的药品，申请人可以在该药品专利期届满前 2 年内提出注册申请。国家食品药品监督管理局按照本办法予以审查，符合规定的，在专利期满后核发药品批准文号、《进口药品注册证》或者《医药产品注册证》。

41. 什么是药品专利例外制度（"Bolar 例外"）

Bolar 例外（Bolar exception）又称为 Bolar 豁免（Bolar exanption），是指在药品专利到期前允许其他人未经专利权人的同意而进口、制造使用专利药品进行试验，以获取药品管理部门所要求的数据等信息。有的国家如美国，将 Bolar 例外延及所有医药产品，包括人用或兽用药品、生物制品、医疗器械和保健品。本文只限于对人用药品 Bolar 例外的研究。

（1）"Bolar 例外"的由来 "Bolar 例外"条款，是一项专门适用于药品和医疗器械等相关领域的专利侵权豁免原则，因来源于 1984 年美国 Roche 公司诉 Bolar 公司药品专利侵权案而得名，该原则的基本含义是指，为了对药品和医疗器械进行临床实验和申报注册的目的，而实施相关专利的行为，不视为侵犯专利权，给予侵权豁免。

1984 年，Bolar 公司（被告）为了赶在 Roche 公司（原告）所拥有的一项安眠药有效成分专利到期之时推出其仿制产品，在专利到期 6 个月前从国外获取了少量专利药品，并通过对这些药品进行实验来收集报批所需要的数据。Roche 公司对其行为提起了专利侵权诉讼。结果，地区法院认为被控侵权行为属于研究实验行为，判决被告不侵权。原告不服，上诉到美国联邦巡回上诉法院（CAFC）。CAFC 认为实验使用例外不应延伸到"带有商业目的"的应用。Bolar 公司的行为是出于商业目的，不能使用实验使用例外，因此判其侵权。

这一判决结果引起了仿制药厂商的强烈反应，仿制药厂商们积极游说国会，最终促成了《药品价格竞争和专利期限恢复法案》（又称"Hatch-Waxman"法案）的诞生。

"Hatch-Waxman"法案的出台，主要解决了两个问题。第一，为了解决专利权到期后仿制药在一段时间内无法及时上市，以致非法延长专利保护期限的问题，"Hatch-Waxman"法案第 202 条允许仿制药厂商在专利到期前进行临床实验和收集 FDA 审批所需的数据，并不视之为侵权。第二，专利权人在专利授权后，由于 FDA 审批仍在进行中而无法立即上市造成的保护期限损失进行补偿。第 202 条随后被编入美国法典中，也即美国专利法"Bolar 例外"条款。

（2）我国"Bolar 例外"的情况 《药品注册管理办法》第十九条规定：对他人已获得中国专利权的药品，申请人可以在该药品专利期届满前 2 年内提出注册申请。国家食品药品监督管理局按照本办法予以审查，符合规定的，在专利期满后核发药品批准文号、《进口药品注册证》或者《医药产品注册证》。

2008 版《专利法》第六十九条中正式确立了"Bolar 例外"的法律地位："为

提供行政审批所需要的信息，制造、使用、进口专利药品或者专利医疗器械的，以及专门为其制造、进口专利药品或者专利医疗器械"的，不视为侵犯专利权。

"Bolar 例外"原则在立法上的确立，对中国的药品和医疗器械企业，尤其是仿制药商，意义重大。它不仅解决了以往药品专利侵权纠纷法律适用的司法难题，进一步完善了专利法，而且为在专利保护期末端鼓励仿制药产业发展，提供了明确的法律依据。

第十章 药品生产质量监管

一、GMP认证

上海华联甲氨蝶呤案

国家食品药品监督管理局于2006年5月3日责成上海市食品药品监督管理局暂停上海华联制药有限公司"甲氨蝶呤注射液"的生产,封存全部药品,同时派出调查组进行调查。经调查,上海华联制药有限公司在生产过程中,现场操作人员将硫酸长春新碱尾液混于注射用甲氨蝶呤及盐酸阿糖胞苷等批号药品中,导致了多个批次的药品被污染,造成重大的药品生产质量责任事故。上海华联制药有限公司有关责任人在前期的联合调查组调查期间和后期公安机关侦察中,有组织地隐瞒违规生产的事实。

焦点问题 本案中上海华联违反了我国药品管理的哪些规定?

案例分析 本案中上海华联制药有限公司在生产质量管理上存在巨大的问题,严重违反当时我国GMP的具体规定。根据我国《药品生产质量管理规范》(1998年修订)第七十条第一款规定"生产前应确认无上次生产遗留物",生产后应按照相应的清场规程进行设备、物料等的清场和清洁。

本案中的"甲氨蝶呤注射液"依据当时《药品管理法》(2001年修订)第四十八条第三款"有下列情形之一的,按假药论处:(四)被污染的"为假药,上海市药品监督管理局按照《药品管理法》(2001年修订)第七十四条"生产、销售假药的,没收违法生产、销售的药品和违法所得，并处违法生产、销售药品货值金额二倍以上五倍以下的罚款；有药品批准证明文件的予以撤销，并责令停产、停业整顿；情节严重的，吊销《药品生产许可证》《药品经营许可证》或者《医疗机构制剂许可证》；构成犯罪的，依法追究刑事责任"中的有关规定，吊销其《药品生产许可证》，没收查封扣押的假药，没收其违法所得，并因其情节严重对其进行了七十四条中的最高罚款，收回药品生产质量管理规范认证证书。此案也成为 2006 年中国医药行业最具影响力的十大事件之一。

《药品管理法》中对 GMP 认证有着具体的法律规定：《药品管理法》第九条"药品生产企业必须按照国务院药品监督管理部门依据本法制定的《药品生产质量管理规范》组织生产。药品监督管理部门按照规定对药品生产企业是否符合《药品生产质量管理规范》的要求进行认证；对认证合格的，发给认证证书。"第六十七条规定："药品监督管理部门应当按照规定，依据《药品生产质量管理规范》《药品经营质量管理规范》，对经其认证合格的药品生产企业、药品经营企业进行认证后的跟踪检查。"《药品生产监督管理办法》（局令第 14 号）第九条"新开办药品生产企业、药品生产企业新建药品生产车间或者新增生产剂型的，应当自取得药品生产证明文件或者经批准正式生产之日起 30 日内，按照国家食品药品监督管理局的规定向相应的（食品）药品监督管理部门申请《药品生产质量管理规范》认证。"

1. GMP 认证的程序是什么

（1）申请、初审和审查阶段　药品 GMP 认证是一个复杂而系统的过程。其基本程序分为：提出申请、进行初审、形式审查、技术审查、现场检查、审批与发证。具体流程见图 10-1。

①认证的组织机构与职责　在《药品管理法实施条例》中明确了我国药品 GMP 认证的二级认证管理体制，即：省级以上药品监督管理部门应当按照《药品生产质量管理规范》和国务院药品监督管理部门规定的实施办法和实施步骤，组织对药品生产企业的认证工作，其中生产注射剂、放射性药品和国务院药品监督管理部门规定的生物制品的药品生产企业的认证工作，由国务院药品监督管理部门负责。

②提交申请资料　在认证的申请阶段，要申请药品 GMP 认证的生产企业，应按规定填报《药品 GMP 认证申请书》并报送相关资料（表 10-1）。

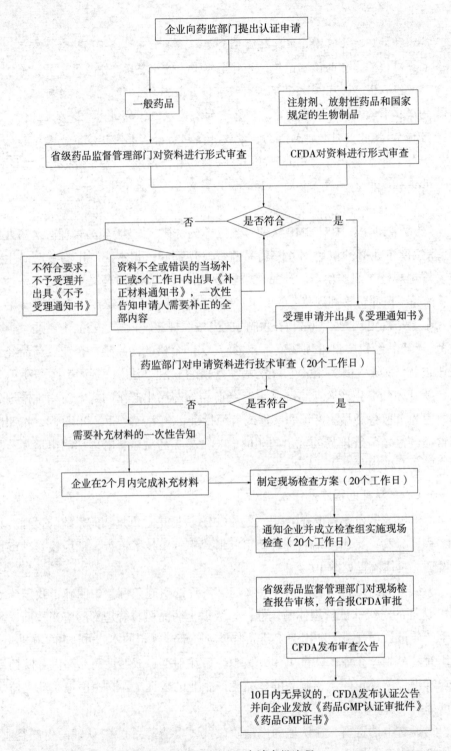

图 10-1 GMP 认证申请审批流程

表 10-1 GMP 认证申请资料

序号	报送资料
1	《药品 GMP 认证申请书》，同时附申请书电子文档
2	《药品生产许可证》和营业执照复印件
3	药品生产管理和质量管理自查情况（包括企业概况及历史沿革情况、生产和质量管理情况，证书期满重新认证企业软、硬件条件的变化情况，前次认证不合格项目的改正情况）
4	企业组织机构图（注明各部门名称、相互关系、部门负责人）
5	企业负责人、部门负责人简历；依法经过资格认定的药学及相关专业技术人员、工程技术人员、技术工人登记表，并标明所在部门及岗位；高、中、初级技术人员占全体员工的比例情况表
6	企业生产范围全部剂型和品种表；申请认证范围剂型和品种表（注明常年生产品种），包括依据标准、药品批准文号；新药证书及生产批件等有关文件材料的复印件；常年生产品种的质量标准
7	企业总平面布置图，以及企业周围环境图；仓储平面布置图、质量检验场所平面布置图（含动物室）
8	生产车间概况（包括所在建筑物每层用途和车间的平面布局、建筑面积、洁净区、空气净化系统等情况。其中对 β- 内酰胺类、避孕药、激素类、抗肿瘤类、放射性药品等的生产区域、空气净化系统及设备情况进行重点描述），设备安装平面布置图（包括更衣室、盥洗间、人流和物流通道、气闸等，并标明人、物流向和空气洁净度等级）；空气净化系统的送风、回风、排风平面布置图
9	认证剂型或品种的工艺流程图，并注明主要过程控制点及控制项目
10	关键工序、主要设备、制水系统及空气净化系统的验证情况
11	检验仪器、仪表、量具、衡器校验情况
12	企业生产管理、质量管理文件目录
13	企业符合消防和环保要求的证明文件

新开办药品生产企业、药品生产企业新增生产范围申请药品 GMP 认证，除报送上述材料外，还须报送认证范围涉及品种的批生产记录复印件。向国务院药品监督管理部门提出认证申请的，应同时报送一份申报资料给所在地省级药品监督管理部门。省级药品监督管理部门可以就该申报资料和对申请企业的日常监管情况，向国务院药品监督管理部门提出意见。申请企业应当对其申报材料全部内容的真实性负责。

（2）现场检查

①认证检查员 国务院药品监督管理部门对药品 GMP 认证的检查人员实行聘任制，经所在单位推荐，填写《国家药品 GMP 认证检查员推荐表》，由所在地省级药品监督管理部门审查后，报国务院药品监督管理部门进行资格认定。

经国务院药品监督管理部门培训、考核合格的人员，颁发《国家药品 GMP 认证检查员证》，有效期为 5 年。国务院药品监督管理部门对药品 GMP 认证检查员进行年审，不合格者，予以解聘。

药品 GMP 认证检查员受国务院药品监督管理部门和省级药品监督管理部门的委派，承担对药品生产企业的药品 GMP 认证现场检查、跟踪检查等项工作。

检查组一般由不少于 3 名药品 GMP 认证检查员组成，按照药品监督管理部门制定的现场检查方案执行，在检查过程中如果检查方案确实需要变更的，应报经原检查方案制定部门批准后方可执行。

②现场检查过程　药品 GMP 认证现场检查时间一般为 3~5 天，根据企业具体情况可适当缩短或延长。现场检查过程大致分为四个步骤：首次会议、现场取证、综合评议、末次会议。

检查中发现的不合格项目，须经检查组全体成员和被检查企业负责人签字，双方各执一份。如有不能达成共识的问题，检查组须做好记录，经检查组全体成员和被检查企业负责人签字，双方各执一份。

（3）审批与发证

①审批与发证　现场检查报告、不合格项目、检查员记录、有异议问题的意见及相关证据材料在检查工作结束后 5 个工作日内报送药品监督管理部门，国务院药品监督管理部门或省级药品监督管理部门在规定时限内，对检查组提交的药品 GMP 认证现场检查报告进行审批。符合认证检查评定标准的，在国务院药品监督管理部门汇总。

国务院药品监督管理部门对拟颁发《药品 GMP 证书》的企业发布审查公告，10 日内无异议的，发布认证公告，并由国务院药品监督管理部门或省级药品监督管理部门向申请企业发放《药品 GMP 认证审批件》和《药品 GMP 证书》。审查期限内有异议的，组织调查核实。

②GMP 证书　见图 10-2。

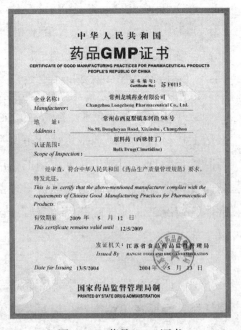

图 10-2　药品 GMP 证书

国务院药品监督管理部门和省级药品监督管理部门颁发的《药品 GMP 证书》具有同等法律效力。《药品 GMP 证书》认证范围应按照《药品生产许可证》核定的生产范围填写。省级药品监督管理部门颁发的证书编号为：省、自治区、直辖市简称＋字母＋顺序号。国务院药品监督管理部门颁发的证书编号为：字母＋顺序号，由负责认证的国务院药品监督管理部门按以下编号方法分别填写，"字母"项为英文大写字母，按顺序分别代表不同年份，"A"代表 1999 年，"B"代表 2000 年，"C"代表 2001 年，"D"代表 2002 年，依次类推；"顺序号"项为四位阿拉伯数字自然顺序，中间不得有空号，跨年度继续上年度的顺序编号。

《药品 GMP 证书》有效期为 5 年。药品生产企业应在《药品 GMP 证书》有效期届满前 6 个月，按《药品 GMP 认证管理办法》的规定重新申请药品 GMP 认证，药品监督管理部门应在《药品 GMP 证书》届满前作出审批决定。

2. 认证监督检查包括哪些内容

（1）常规检查 新开办的药品生产企业申报 GMP 认证，新建、改建、扩建的药品生产企业（车间）申报 GMP 认证，新增加生产线申报 GMP 认证，改变厂房、设备、生产工艺申报 GMP 认证，GMP 证书到期后复查等现场检查均属于常规检查。

（2）跟踪检查

①跟踪检查的执行部门 省级药品监督管理部门负责对本辖区内取得《药品 GMP 证书》的药品生产企业进行跟踪检查，被检查企业不符合药品 GMP 认证检查评定标准的，按《药品生产监督管理办法》的规定，收回其相应剂型的《药品 GMP 证书》，并予以公告，同时，由企业所在地省级药品监督管理部门按照《药品管理法》及有关规定处理。

②跟踪检查的注意事项 省级药品监督管理部门在对企业进行跟踪检查的过程中，重点检查以下方面：

上次认证不合格项目的整改情况；

生产和质量负责人是否有变动、有关变更的备案情况，变更后人员是否符合要求；技术人员队伍是否符合要求，是否稳定；员工的培训情况；

生产车间和生产设备的使用维护情况；

空气净化系统、工艺用水系统的使用维护情况；

认证以来所生产药品的批次、批量情况；

认证以来所生产药品批次的检验情况，特别是委托检验的每个批次的检验情况；

药品生产质量问题的整改情况；

是否有委托生产或接受委托生产情况；

再验证情况；

省级药品监督管理部门对企业违反《药品管理法》《药品生产监督管理办法》及其他法律法规事项的处理意见或结果。

（3）专题检查 取得《药品GMP证书》的企业（车间），如有用户申诉或有质量问题时，特定产品（如生物制品）上市前或有特定需要时，药品认证管理中心或省级药品监督管理局将进行专题检查。

二、药品生产监督管理

📝 导入案例

无《药品生产许可证》生产假药案

申江江河生物科技有限公司在未取得《药品生产许可证》的情况下，自2006年7月起生产制造未取得药品批准文号的假药。2007年4月经群众举报，申江市药监局执法人员对该企业进行了查处，该企业对自己的行为供认不讳。

焦点问题 ①无证生产假药是一个违法行为还是两个违法行为？

②应当依据《药品管理法》第七十三条按生产假药论处还是依据第七十二条按无证生产处罚？

案例分析 企业无《药品生产许可证》生产假药的违法行为，是一个违法行为，应当依据《药品管理法》第七十二条的规定，对该企业生产假药的违法行为依法予以取缔，没收违法生产、销售的药品和违法所得，并处违法生产、销售的药品（包括已售出的和未售出的药品）货值金额二倍以上五倍以下的罚款；构成犯罪的，依法追究刑事责任。理由如下。

（1）这种"无《药品生产许可证》"的消极不作为和"生产制造未取得药品批准文号的假药"的积极作为，虽然构成两个"自然上的行为"，但在法律上是一种牵连性的行政违法行为，相互之间并不独立。牵连违法行为是指相对人以实施某一违法为目的，但其手段或结果又构成其他违法形式的情形。在行政法领域，对于牵连违法行为的处理，法律上无统一规定。实践中，对牵连违法的处理，依据吸收原则，遵循"从一重事从重处罚"的原则。

（2）《药品管理法》中的第七十二条与第七十三条是调整不同行为的两条法律依据，应当按违法行为的性质适用。第七十二条："未取得《药品生产许可证》《药品经营许可证》或者《医疗机构制剂许可证》生产药品、经营药品的，依法予以取缔，没收违法生产、销售的药品和违法所得，并处违法生产、销售的药品（包括已售出的和未售出的药品，下同）货值金额二倍以上五倍以下的罚款；构成犯罪的，依法追究刑事责任。"第七十三条："生产、销售假药的，没收违法生产、销售的药品和违法所得，并处违法生产、销售药品货值金额二倍以上五倍以下的罚款；有药品批准证明文件的予以撤销，并责令停产、停业整顿；情节严重的，吊销《药品生产许可证》《药品经营许可证》或者《医疗机构制剂许可证》；构成犯罪的，依法追究刑事责任。"第七十二条着重强调的是"无证生产"应受处罚；而第七十三条则着重于"药品质量不合格"应受处罚。

通过对两个法条的比较可以发现：《药品管理法》第七十二条对于违法行为要求予以取缔，这实际上是对当事人的"生产"行为本身的一个直接的否定性评价，即不允许生产，而不论生产的药品是否合格。而第七十三条中仅要求没收假药及违法所得，其实质针对的是药品本身，对当事人的生产行为是否合法未予评价，即当事人受到处罚的原因是药品质量不合格。如果对本案可适用第七十三条处罚，则面临着对无证生产劣药的行为亦可依第七十四条给予最多3倍的罚款，显然使得行政处罚与违法行为不相适应。

3. 开办药品生产企业的申请和审批程序是什么

我国《药品管理法》第七条规定："开办药品生产企业，须经企业所在地省、自治区、直辖市人民政府药品监督管理部门批准并发给《药品生产许可证》。无《药品生产许可证》的，不得生产药品。"因此要开办药品生产企业，必须获得药品生产许可证。

（1）申请

①必备条件　根据我国《药品管理法》第八条，开办药品生产企业，必须具备以下条件：

具有依法经过资格认定的药学技术人员、工程技术人员及相应的技术工人；

具有与其药品生产相适应的厂房、设施和卫生环境；

具有能对所生产药品进行质量管理和质量检验的机构、人员以及必要的仪器设备；

具有保证药品质量的规章制度。

②提交材料　开办药品生产企业的申请人，应当向拟办企业所在地省级药品监督管理部门提出申请，并提交相应材料，见表10-2。

表10-2　开办药品生产企业需提交的申请资料

序号	提交申请材料内容
1	申请人的基本情况及其相关证明文件
2	药品生产许可证申请表
2	拟办企业的申请报告及基本情况，包括拟办企业名称、生产品种、剂型、设备、工艺及生产能力；拟办企业的场地、周边环境、基础设施等条件说明以及投资规模等情况说明
3	工商行政管理部门出具的拟办企业名称预先核准通知书，生产地址及注册地址、企业类型、法定代表人或者企业负责人
4	拟办企业的组织机构图（注明各部门的职责及相互关系、部门负责人）
5	拟办企业的法定代表人、企业负责人、部门负责人简历，学历和职称证书；依法经过资格认定的药学及相关专业技术人员、工程技术人员、技术工人登记表，并标明所在部门及岗位；高级、中级、初级技术人员的比例情况表
6	拟办企业的周边环境图、总平面布置图、仓储平面布置图、质量检验场所平面布置图
7	拟办企业生产工艺布局平面图（包括更衣室、盥洗间、人流和物流通道、气闸等，并标明人、物流向和空气洁净度等级），空气净化系统的送风、回风、排风平面布置图，工艺设备平面布置图
8	拟生产的范围、剂型、品种、质量标准及依据
9	拟生产剂型及品种的工艺流程图，并注明主要质量控制点与项目
10	空气净化系统、制水系统、主要设备验证概况；生产、检验仪器、仪表、衡器校验情况
11	主要生产设备及检验仪器目录
12	拟办企业生产管理、质量管理文件目录

（2）审批 省级药品监督管理部门收到申请后，应当根据不同情况分别作出处理，并应在自收到申请之日起 30 个工作日内，作出决定。具体流程见图 10-3。

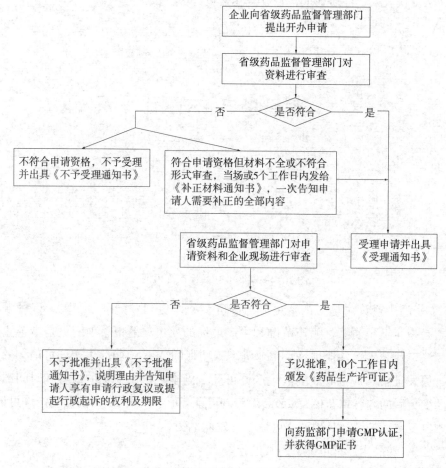

图 10-3 开办药品生产企业申请与审批流程

4. 药品生产许可证管理包括哪些内容

《药品管理法》第七条规定了我国对药品生产企业实行药品生产许可证制度。由于药品特殊商品的性质，药品生产许可制度可以为药品监督管理部门把好监督管理的第一关，从源头保证药品质量。许可证的有效期为 5 年，到期换证。

（1）药品生产许可证的变更管理 《药品生产许可证》载明的项目有：许可证编号、企业名称、法定代表人、企业负责人、企业类型、注册地址、生产地址、生产范围、发证机关、发证日期、有效期限等项目，如图 10-4，其中由药品监督管理部门核准的许可事项为：企业负责人、生产范围和生产地址。与工商行政管理部门核发的营业执照中载明的相关内容一致的登记事项为：企业名称、法定代表人、注册地址、企业类型等项目。

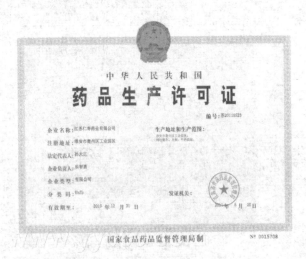

图 10-4 某企业药品生产许可证

《药品生产许可证》的变更分为许可事项变更和登记事项变更。许可事项变更是指企业负责人、生产范围和生产地址的变更。登记事项变更是指企业名称、法定代表人、注册地址、企业类型等项目的变更。《药品生产许可证》变更后，原发证机关应当在《药品生产许可证》副本上记录变更的内容和时间，并按照变更后的内容重新核发《药品生产许可证》正本，收回原《药品生产许可证》正本，变更后的《药品生产许可证》有效期不变。

（2）《药品生产许可证》的其他管理

①《药品生产许可证》的换发 《药品生产许可证》分正本和副本，正、副本具有同等法律效力，有效期为 5 年。《药品生产许可证》有效期届满，需要继续生产药品的，药品生产企业应当在有效期届满前 6 个月，向原发证机关申请换发《药品生产许可证》。

原发证机关结合企业遵守法律法规、GMP 和质量体系运行情况，按照《药品生产监督管理办法》关于药品生产企业开办的程序和要求进行审查，在《药品生产许可证》有效期届满前作出是否准予其换证的决定；符合规定准予换证的，收回原证，换发新证。

②《药品生产许可证》的补发 《药品生产许可证》遗失的，药品生产企业应当立即向原发证机关申请补发，并在原发证机关指定的媒体上登载遗失

声明；原发证机关在企业登载遗失声明之日起满 1 个月后，按照原核准事项在 10 个工作日内补发《药品生产许可证》。

③《药品生产许可证》的缴销 药品生产企业终止生产药品或者关闭的，由原发证机关缴销《药品生产许可证》，并通知工商行政管理部门。

第十一章　药品流通监管

一、药品流通监督管理的基础知识

1. 什么是药品流通

药品流通（drug distribution）是指在商品生产的条件下，药品生产企业生产的药品，通过流通，通过市场转移到消费者手中。药品流通的过程不仅是市场化的过程，由于药品对人民健康安全的重要性，国家必须通过一定的法律制度与政策措施来对药品的流通实行监督管理，从而保证药品流通市场的稳定有序，近一步保障公众的用药安全，并控制医疗费用在一定的范围，维护人民合法用药的权利。

2. 药品流通的特点是什么

首先药品品种、规格、批次多，在药品流通的时候容易造成混淆，给药品分类储存和准确分发带来更大的难度。其次，因药品的特殊性，为确保药品的质量安全，在药品的流通过程中对药品的运输和保存有着严格要求。同时，对销售人员和机构的要求较高，药品的定价和价格控制的难度大。最后，药品的商品属性与一般产品不同，因此对于药品广告宣传的内容有严格的规定，不得虚假宣传，处方药和非处方药的广告应分类管理。

3. 药品流通监管主要有哪些内容

药品流通包括药品生产企业的销售、药品经营机构经营药品的全过程、医疗机构的采购等。药品流通监督管理的主要包括以下几个方面。

（1）严格药品经营企业的准入制度　所有批发或零售药品的机构都必须按照审批的法定程序，设置批发或零售机构的最低条件，经过政府的有关部门批准后发予准许批发或零售的法定证明。

（2）推行药品流通质量规范　《药品经营质量管理规范》（good supply practice，GSP）是药品生产质量规范的延伸，是保证药品在流通过程中其质量安全的重要措施。主要针对药品的批发与零售进行管理。

（3）实行处方药与非处方药分类管理　药品的安全级别并不是所有的都一样，那些毒副作用较小，患者可根据说明书自行用药，风险较小的药品与那些毒副作用较强、治疗窗较窄，风险较大的药品实施不同的管理。

（4）制定实施执业药师制度　执业药师管理是药品监督管理的重要组成部分，是药品零售、使用领域保证药品和药学服务质量不可或缺、不可替代的药学技术力量。

（5）规范药品广告宣传管理　因药品的专业性和特殊性，由于广大公众对于药品缺少专业知识，可能会被那些夸大药效、任意扩大适应证、以各种所谓的专家代言的虚假广告所误导，因此必须加强对药品广告的监督管理，正确引导消费者。

（6）对药品标识、商标管理的管理　药品的包装、标签、说明书、商标是消费者了解药品信息的主要来源，因此，对药品标识物与商标的管理，是国家药事管理部门对药品监督管理的重要内容之一。

（7）药品价格控制　为切实保护人们用药的可及性，减轻"看病贵、用药贵"的难题，采取措施对药品价格进行一定的限制。

4. 药品流通监督管理法律体系是什么

我国现行药品流通监管方面的法律制度是对我国药品流通进行监督管理的前提，药品流通监管法律体系是指运用法律规范调整药品流通监管过程中产生的社会关系的各种法律制度。具体的说，我国药品流通监管方面的法律制度主要有《中华人民共和国药品管理法》《药品管理法实施条例》《药品流通监督管理办法》《药品经营质量管理规范》等。

（1）《药品管理法》及其《实施条例》《药品管理法》(2015 修订版)对涉及药品流通过程的药品经营企业管理（第三章）、药品管理（第五章）、药品包装的管理（第六章）、药品价格和广告的管理（第七章）有详细的管理措施与办法，同时还规定了药品监督管理的行政主体的权利与义务以及各方的法律责任。《实施条例》遵循《药品管理法》的立法宗旨与原则，近一部细化实施要点和操作规定，特别对药品监督管理机关的审核批准程序、期限提出明确的要求，对相关规定具体化。

（2）《药品流通监督管理办法》　2006 年 12 月 8 日，国家食品药品监督管理局局务会议通过了《药品流通监督管理办法》(以下简称《办法》)，并于 2007年 5 月 1 日开始实施此法。

《办法》作为一部专门规范药品流通的法律，旨在解决近年来我国药品市场上出现的一些不规范销售行为和药品经营机构的管理制度，明确药品生产、经营企业对其药品购销行为的责任，这样强化了企业责任，明确了药品生产、经营企业、医疗机构为药品质量的第一责任人。

（3）《药品经营质量管理规范》及《药品经营质量管理规范实施细则》 1992年3月18日，国家医药管理局发布了《医药商品质量管理规范》（GSP），自1992年10月1日起实行。受国家医药管理局推行GSP委员会的委托，中国医药商业协会于1993年6月组织编写了《医药商品质量管理规范实施指南》，拉开了医药行业实施GSP的序幕。2000年11月，国家药品监督管理部门又发布了《药品经营质量管理规范实施细则》，2003年4月正式发布了《药品经营质量管理规范认证管理办法》。《药品经营质量管理规范》自颁布以来进行过第3次修订。中国现行的《药品经营质量管理规范》是2016年7月国家食品药品监督管理总局公布的《关于修改〈药品经营质量管理规范〉的决定》修订后的，该《规范》分总则、药品批发的质量管理、药品零售的质量管理、附则4章，计184条，自发布之日起施行。

（4）其他相关法律 我国相继出台了《药品说明书和标签管理规定》《处方药与非处方药分类管理办法（试行）》《药品广告审查办法》等一系列措施，对药品在市场上流通所要涉及的各个方面进行规范。

5. 什么是药品经营

药品经营是指药品从生产者转移到消费者手中的全过程。药品的经营离不开药品的销售渠道（distribution channels of drugs），即药品流通渠道，是指药品从生产者转移到消费者手中的途径，而构成药品销售渠道各环节的是专门从事药品经营活动的药品经营机构，包括药品批发商、药品零售商和医院药房等。根据药品经营企业所销售药品的数量、品种、类别的不同，我们可以将其分为药品批发企业与药品零售连锁企业和药品零售企业。我国对药品销售渠道中各个环节的药品经营机构实行准入制度，因此，批发商、经销商、零售商等经营药品的企业或单位必须经过一定的法定程序获取《药品经营许可证》后方可进行药品流通相关工作。

6. 什么是药品经营许可证制度

我国对药品生产、经营和医疗机构配制制剂等都实行许可证制度。2004年4月1日，国务院药品监督管理部门颁布的《药品经营许可证管理办法》正式施行，对许可证制度进行了落实。该法对药品经营企业开办条件以及药品经营许可证的管理规定了更为详尽的内容。

《药品管理法》（2015 年修订版）第十四条规定：开办药品批发企业，须经企业所在地省、自治区、直辖市人民政府药品监督管理部门批准并发给《药品经营许可证》；开办药品零售企业，须经企业所在地县级以上地方药品监督管理部门批准并发给《药品经营许可证》。无《药品经营许可证》的，不得经营药品。《药品经营许可证管理办法》规定，（食品）药品监督管理部门（机构）应当将已经颁发的《药品经营许可证》的有关信息予以公开，公众有权进行查阅。对公开信息后发现企业在申领《药品经营许可证》过程中，有提供虚假文件、数据或其他欺骗行为的，应依法予以处理。《药品经营许可证》是企业从事药品经营活动的法定凭证，任何单位和个人不得伪造、变造、买卖、出租和出借。

7. 开办药品批发企业的主要条件是什么

开办药品批发企业，应符合省、自治区、直辖市药品批发企业合理布局的要求，并符合以下设置标准。

（1）具有保证所经营药品质量的规章制度。

（2）企业、企业法定代表人或企业负责人、质量管理负责人无《药品管理法》第七十五条、第八十二条规定的情形。

（3）具有与经营规模相适应的一定数量的执业药师，质量管理负责人具有大学以上学历，且必须是执业药师。

（4）具有能够保证药品储存质量要求的、与其经营品种和规模相适应的常温库、阴凉库、冷库。

（5）具有独立的计算机管理信息系统，能覆盖企业内药品的购进、储存、销售以及经营和质量控制的全过程。

（6）符合《药品经营质量管理规范》对药品经营各环节及软、硬件的要求。

8. 开办药品零售企业的主要条件是什么

开办药品零售企业，应符合当地常住人口数量、地域、交通状况和实际需要的要求，符合方便群众购药的原则，并符合以下设置规定。

（1）具有保证所经营药品质量的规章制度。

（2）具有依法经过资格认定的药学技术人员。经营处方药、甲类非处方药的药品零售企业，必须配有执业药师或者其他依法经过资格认定的药学技术人员。质量负责人应有 1 年以上（含 1 年）药品经营质量管理工作经验。

经营乙类非处方药的药品零售企业，以及农村乡镇以下地区设立药品零售企业的，应当按照《药品管理法实施条例》第十五条的规定配备业务人员，有条件的应当配备执业药师。

（3）企业、企业法定代表人、企业负责人、质量负责人无《药品管理法》第七十五条、第八十二条规定情形的。

（4）具有与所经营药品相适应的营业场所、设备、仓储设施以及卫生环境；在超市等其他商业企业内设立零售药店的，必须具有独立的区域。

（5）具有能够配备满足当地消费者所需药品的能力，并能保证24小时供应。

9. 药品经营许可证的管理机构有哪些

国务院药品监督管理部门主管全国药品经营许可的监督管理工作；省级药品监督管理部门负责本辖区内药品批发企业《药品经营许可证》发证、换证、变更和日常监督管理工作，并指导和监督下级药品监督管理机构开展《药品经营许可证》的监督管理工作；设区的市级药品监督管理机构或省级药品监督管理部门直接设置的县级药品监督管理机构负责本辖区内药品零售企业《药品经营许可证》发证、换证、变更和日常监督管理等工作。

10.《药品经营许可证》的申领程序是什么

（1）提出筹建申请　开办药品经营企业的申请人，药品批发企业应当向拟办企业所在省级食品药品监督管理部门、药品零售企业应当向拟办企业所在地设区的市级药品监督管理机构或省级药品监督管理部门直接设置的县级药品监督管理机构提出筹建申请并提交相关材料。申请材料不齐或者不符合法定形式的，应当当场或者在5日内发给申办人《补正材料通知书》，一次性告知需要补正的全部内容；申请事项属于本部门职权范围，材料齐全、符合法定形式，或者申办人按要求提交全部补正材料的，发给申办人《受理通知书》。《受理通知书》中注明的日期为受理日期。自受理申请之日起30个工作日内，监督管理部门对申报材料进行审查，作出是否同意筹建的决定，并书面通知申办人。

（2）筹建　取得同意筹建书后，按照开办药品批发企业和药品零售企业的条件以及《药品经营质量管理规范》中规定的药品经营企业的人员、软件及硬件要求，申办人筹建企业。

（3）提出验收申请　筹建工作结束后提出验收申请。对于药品批发企业，药品监督管理部门应自收到申请之日起30个工作日内对开办条件组织验收。对于药品零售企业，药品监督管理部门应自收到申请之日起15个工作日内对开办条件组织验收。

（4）组织验收 开办药品批发企业验收实施标准由国家食品药品监督管理总局制定。开办药品零售企业验收实施标准，由各省、自治区、直辖市食品药品监督管理部门依据本办法和《药品经营质量管理规范》的有关内容组织制定，并报国家食品药品监督管理总局备案。并依据《药品管理法》第十五条规定，符合条件的，发给《药品经营许可证》。

11. 药品经营许可证管理包括哪些内容

（1）变更 《药品经营许可证管理办法》第十三条规定,《药品经营许可证》变更分为许可事项变更和登记事项变更。药品经营企业变更《药品经营许可证》许可事项的，应当在原许可事项发生变更 30 日前，向原发证机关申请《药品经营许可证》变更登记。药品经营企业变更《药品经营许可证》的登记事项的，应在工商行政管理部门核准变更后 30 日内，向原发证机关申请《药品经营许可证》变更登记。原发证机关应当自收到企业变更申请和变更申请资料之日起 15 个工作日内作出准予变更或不予变更的决定。准予变更的，原发证机关应当自收到企业变更申请和变更申请资料之日起 15 个工作日内为其办理变更手续。

（2）换发 《药品经营许可证》有效期为 5 年。有效期届满，需要继续经营药品的，持证企业应在有效期届满前 6 个月内，向原发证机关申请换发《药品经营许可证》。原发证机关按本办法规定的申办条件进行审查，符合条件的，收回原证，换发新证。不符合条件的，可限期 3 个月进行整改，整改后仍不符合条件的，注销原《药品经营许可证》。

（3）注销 有下列情形之一的,《药品经营许可证》由原发证机关注销。

①《药品经营许可证》有效期届满未换证的。

②药品经营企业终止经营药品或者关闭的。

③《药品经营许可证》被依法撤消、撤回、吊销、收回、缴销或者宣布无效的。

④不可抗力导致《药品经营许可证》的许可事项无法实施的。

⑤法律、法规规定的应当注销行政许可的其他情形。

（食品）药品监督管理部门（机构）注销《药品经营许可证》的，应当自注销之日起 5 个工作日内通知有关工商行政管理部门。

12. 对药品经营企业有哪些管理规定

（1）经营范围的规定 药品经营企业经营范围包括：麻醉药品、精神药品、医疗用毒性药品；生物制品；中药材、中药饮片、中成药；化学原料药及其制剂、抗生素原料药及其制剂、生化药品。

《药品经营许可证》应当标明经营范围，药品经营企业只能按照《药品经营许可证》上核定的经营范围从事药品经营活动，医疗用毒性药品、麻醉药品、精神药品、放射性药品和预防性生物制品的核定按照国家特殊药品管理和预防性生物制品管理的有关规定执行。

（2）药品采购管理　药品经营企业应从有药品生产、经营许可证的药品生产、经营企业采购药品。

（3）禁止销售假、劣药　《药品管理法》明令禁止销售假药、劣药。药品经营企业在购销活动中发现假劣药，应向药品监管部门报告，不得自行销售或退换货处理。

生产、销售假药的，按照《药品管理法》第七十三条规定进行处罚；生产、销售劣药的，按照《药品管理法》第七十四条规定进行处罚。

定义为假药的具体情形见《药品管理法》第四十八条规定；定义为劣药的具体情形见《药品管理法》第四十九条规定。

（4）药品销售人员的规定　从事药品经营的销售人员必须具有高中以上文化水平，并接受相应的专业知识和药事法规培训。不得兼职其他企业进行药品购销活动，在被委托授权范围内的行为，由委派或聘用的药品生产、经营企业承担法律责任。

（5）其他规定

①建立并执行进货检查验收制度和药品保管制度。药品经营企业购进药品时，必须验明药品合格证和其他标识，不符合要求的不得购进。药品经营企业应采取必要的冷藏、防冻、防潮、防虫、防鼠等措施，保证药品质量，产品的出入库必须执行检查制度。

②建立完整真实的药品购销记录。药品购销记录必须保存至超过药品有效期1年，但不得少于3年；药品零售企业的购销记录保存不得少于2年。

③进口药品的国内销售代理商必须向国家药品监督管理部门备案。

④药品经营企业销售药品必须准确无误，并正确说明用法、用量和注意事项；调配处方必须经过核对，对处方所列药品不得擅自更改或者代用。对有配伍禁忌或者超剂量的处方，应当拒绝调配；必要时，经处方医师更正或者重新签字，方可调配。药品经营企业销售中药材，必须标明产地。

13. 药品经营质量管理规范（GSP）的管理要素有哪些

（1）组织机构

①药品批发企业和零售连锁企业　药品批发企业基本机构一般包括质量管

理部、业务部（采购、储存、销售）、办公室、财务部等；药品零售连锁企业的组织机构一般包括零售连锁管理总部、配送中心和零售事业部及若干个门店。

②药品零售企业 药品零售企业应根据自身规模，设置相应的管理机构或管理人员，如质量负责人、质量管理部、处方审核部、采购员组、保管组、养护组、营业组等。

（2）人员要求

①药品经营企业从事与质量相关工作的人员应符合相应的资质要求。

药品批发企业和药品零售连锁企业对从事与质量相关工作的人员的要求如下：

企业负责人应当具有大学专科以上学历或者中级以上专业技术职称，经过基本的药学专业知识培训，熟悉有关药品管理的法律法规及本规范；

企业质量负责人应当具有大学本科以上学历、执业药师资格和3年以上药品经营质量管理工作经历，在质量管理工作中具备正确判断和保障实施的能力；

企业质量管理部门负责人应当具有执业药师资格和3年以上药品经营质量管理工作经历，能独立解决经营过程中的质量问题；

从事质量管理工作的，应当具有药学中专或者医学、生物、化学等相关专业大学专科以上学历或者具有药学初级以上专业技术职称。

药品零售企业对人员的要求如下：

企业法定代表人或者企业负责人应当具备执业药师资格；

企业应当按照国家有关规定配备执业药师，负责处方审核，指导合理用药；

质量管理、验收、采购人员应当具有药学或者医学、生物、化学等相关专业学历或者具有药学专业技术职称。从事中药饮片质量管理、验收、采购人员应当具有中药学中专以上学历或者具有中药学专业初级以上专业技术职称；

营业员应当具有高中以上文化程度或者符合省级食品药品监督管理部门规定的条件。中药饮片调剂人员应当具有中药学中专以上学历或者具备中药调剂员资格。

②企业应当按照培训管理制度定期组织人员进行培训，使相关人员能正确理解并履行职责，同时做好培训记录。

③定期组织人员进行健康检查，并建立档案。

（3）硬件条件

《药品管理法》规定：药品经营企业必须具有与所经营范围、经营规模相适应的经营场所、设备和仓储设施，即药品经营企业的硬件条件。具体要求如下。

①药品批发企业与零售连锁企业的设施、设备 库房的选址、设计、布局、

建造、改造和维护应当符合药品储存的要求，防止药品的污染、交叉污染、混淆和差错。药品储存作业区、辅助作业区应当与办公区和生活区分开一定距离或者有隔离措施。

库房应当配备相应的避光、通风、防潮、防虫、防鼠等设备；有效调控温湿度及室内外空气交换的设备；符合储存作业要求的照明设备；不合格药品专用存放场所等其他规定的设备；经营特殊管理药品的企业有符合国家规定的储存设施，储存、运输冷藏、冷冻药品的，应当配备特殊设施设备。

②药品零售企业的设施、设备　对营业场所的要求：营业场所应当具有相应设施或者采取其他有效措施，避免药品受室外环境的影响，并做到宽敞、明亮、整洁、卫生；营业场所应当有货架和柜台；监测、调控温度的设备；经营中药饮片的，有存放饮片和处方调配的设备；经营冷藏药品的，有专用冷藏设备等其他规定及必要的设施设备。

对于仓库的要求：企业设置库房的，应当做到库房内墙、顶光洁，地面平整，门窗结构严密；有可靠的安全防护、防盗等措施。仓库应当有避光、通风、防潮、防虫、防鼠等设备；有效监测和调控温湿度的设备；符合储存作业要求的照明设备；不合格药品专用存放场所等规定的设施设备。

对于设施的要求：营业用货架、柜台齐备，销售柜组标志醒目。营业场所应该按照药品分类管理的要求对不同类别、不同用途、不同剂型、不同品名、不同储存要求的药品加以分类陈列，按照要求摆放药品和价格签。柜台外应有柜组标示。

（4）质量管理体系（软件条件）　药品经营企业应建立健全完善的质量管理体系，以保证经营药品质量、工作与服务质量达到最优化。应明确管理职责和管理制度，药品批发和零售连锁企业应建立以企业主要负责人、企业质量负责人、企业质量管理部门负责人为核心，会同其他各有关部门负责人共同组成的质量领导组织。

①质量管理体系文件的基本组成　质量管理体系文件包括药品经营企业的质量管理制度、各有关组织部门和工作岗位的质量职责、质量管理的工作程序以及经营活动中的相关记录和原始凭证等。

②文件的制定与管理　文件制定应符合指令性、系统性、合法性、可行性、可考核性基本原则。

制定文件的要求如下：

文件必须按照规定的程序起草、批准和发布；

药品经营企业各项工作内容均应有与之相对应的文件，保证企业内部的经

营质量管理工作"事事有依据";

文件要"一事一文",即一项质量管理文件只能规范一项工作;

文件格式统一,语言应简练、确切,各类文件应标明其类别的系统编码和日期。

(5)全过程管理 实施"GSP"的目的,就是要使药品在整个流通环节中能够保证质量的合格,为保证达到该目标,就需要药品经营企业做好进货、检验验收、储存、养护、出库、销售各个环节的管理。

①进货 首先应坚持从证照(许可证、营业执照)齐全的药品工商企业进货,以确保供货单位的合法性。

②到货验收 到货时,应按规定抽取样品,检查药品的内外包装、合格证、标签及说明书内容是否符合法定标准,以及外观性状是否异常。

③储存养护 做好药品的在库养护工作,是保证药品在储存过程中保持质量合格的一项重要工作,必须做好:分类储存;药品分类摆放;色标管理;规范药品堆垛距离;确定药品混垛时限;记录仓库的温、湿度;仓库巡视的工作。

④出库复核 药品出库要遵循"先进先出,近期先出"的原则,按批号发货,实行出库验发制度。

⑤销售与售后服务中做好记录并能做好跟踪调查。

14. 什么是GSP认证

GSP认证是国家对药品经营企业药品经营质量管理进行监督的一种手段,是对药品经营企业实施GSP情况检查认可和监督管理的过程。

2003年4月,国务院药品监督管理部门正式颁布施行新的《药品经营质量管理规范认证管理办法》,规定了GSP认证的具体问题。省级药品监督管理局负责GSP认证的组织、审批和监督管理。

15. 申请GSP认证的药品经营企业应符合的条件是什么

(1)具有企业法人资格的药品经营企业。

(2)非专营药品的企业法人下属的药品经营企业。

(3)不具有企业法人资格且无上级主管单位承担质量管理责任的药品经营实体。

(4)具有依法领取的《药品经营许可证》和《企业法人营业执照》或《营业执照》。

(5)企业经过内部评审,基本符合《药品经营质量管理规范》及其实施细则规定的条件和要求。

（6）在申请认证前 12 个月内，企业没有因违规经营造成的经销假劣药品问题（以药品监督管理部门给予行政处罚的日期为准）。

16. GSP 认证的程序是什么

GSP 认证程序是指从提交申报资料至最后检查并决定是否通过的整个过程，一般流程如图 11-1 所示。

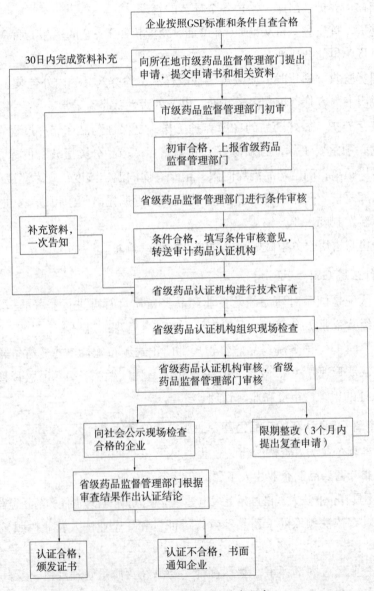

图 11-1　GSP 认证的基本程序

（1）提出申请　申请GSP认证的药品经营企业应符合《药品经营质量管理规范认证管理办法》第十七条规定。且申请时必须填写《药品经营质量管理规范认证申请书》，同时报送资料应报送《药品经营许可证》和《营业执照》复印件；企业实施《药品经营质量管理规范》情况的自查报告；企业非违规经销假劣药品问题的说明及有效的证明文件等其他《药品经营质量管理规范认证管理办法》规定的文件资料至所在地设区的市级药品监督管理机构或者省、自治区、直辖市药品监督管理部门直接设置的县级药品监督管理机构进行初审。

（2）资料初审及受理　初审部门应在收到认证申请书及资料起10个工作日内完成初审，对认证申请的初审，一般仅限于对申请书及申报资料的审查，初审合格的将其认证申请书和资料移送省、自治区、直辖市药品监督管理部门审查。省、自治区、直辖市药品监督管理部门在收到认证申请书及资料之日起25个工作日内完成审查，并将是否受理的意见填入认证申请书，在3个工作日内以书面形式通知初审部门和申请认证企业。不同意受理的，应说明原因。对同意受理的认证申请，省、自治区、直辖市药品监督管理部门应在通知初审部门和企业的同时，将认证申请书及资料转送本地区设置的认证机构

（3）GSP认证现场检查　为规范《药品经营质量管理规范》的检查工作，国家食品药品监督管理部门于2014年2月制定了《药品经营质量管理规范现场检查指导原则》，对现场检查工作进行指导。

检查组由3名GSP检查员组成，实行组长负责制。从认证检查员库随机抽取3名GSP认证检查员组成检查组，另外认证机构组织现场检查时，可视需要由有关药品监督管理部门选派1名观察员协助工作。检查组依照《GSP认证现场检查工作程序》《GSP现场检查评定标准》《GSP认证现场检查项目》实施现场检查。检查结果将作为评定和审核的主要依据。

检查程序主要包括召开首次会议、检查取证、综合评定、召开末次会议几部分。

（4）检查情况报告　检查工作结束后，检查组应在3日内将检查报告、相关资料及有关异议的记录资料等装袋贴封，上报省级药品认证管理部门。

（5）审批发证　根据检查组现场检查报告并结合有关情况，认证机构在收到报告后提出审核意见，送交省级监督管理部门审批，省级药品监督管理部门在收到审核意见之日起15个工作日内进行审查，作出认证是否合格或者限期整改的结论。对认证合格的药品经营企业，省级药品监督管理部门应向企业颁发《药品经营质量管理规范认证证书》；并且要在本地区公布。对认证合格的药品

批发企业，除在本地区公布外，还应通过国务院药品监督管理部门的政府网站向全国公布。

（6）认证后的监督检查　各级药品监督管理部门应定期对辖区内已认证合格企业进行监督检查，以确认认证合格药品经营企业是否仍然符合标准。省级药品监督管理部门应在企业认证合格后 24 个月内，组织对其认证的药品经营企业进行一次跟踪检查。

（7）GSP 证书的管理　《药品经营质量管理规范认证证书》有效期 5 年（新开办企业药品认证证书有效期 1 年），有效期满前 3 个月内，由药品经营企业提出重新认证的申请。药品监督管理部门依照 GSP 的认证程序，对重新申请 GSP 认证的药品经营企业进行检查和复审。

17. 互联网药品交易的监督管理的发展情况是怎样的

由于药品的特殊性，我国药品监督管理部门对于网上药品交易服务一直采取谨慎态度。2004 年 7 月 8 日，国家食品药品监督管理局发布了《互联网药品信息服务管理办法》，规范互联网药品购销行为。

2005 年 9 月 29 日，国务院药品监督管理部门颁布了《互联网药品交易服务审批暂行规定》，为药品生产企业、药品经营企业和医疗机构之间的互联网药品交易提供服务的企业，应当是依法设立的企业法人并已获得从事互联网药品信息服务的资格；通过自身网站与本企业成员之外的其他企业进行互联网药品交易的药品生产企业和药品批发企业应当已获得从事互联网药品信息服务的资格；向个人消费者提供互联网药品交易服务的企业，应当是依法设立的药品连锁零售企业。从事互联网药品交易服务必须取得《互联网药品交易服务机构资格证书》。

2005 年 10 月 25 日，国家食品药品监督管理局发布了《关于贯彻执行 < 互联网药品交易服务审批暂行规定 > 有关问题的通知》。《通知》要求申请从事互联网药品交易服务的网站，必须是取得《互联网药品信息服务资格证书》至少期满 3 个月，系统运行稳定并且连续 3 个月内没有任何违法提供互联网药品信息服务记录的网站。各级食品药品监督管理部门所管理的单位以及医疗单位开办的网站不得从事任何形式的互联网药品交易服务活动。随《通知》同时发布了《互联网药品交易服务现场验收评定标准》《互联网药品交易服务机构验收检查纪律》《〈互联网药品交易服务资格证书〉编号原则》《换发互联网药品交易服务资格证书申请表》4 个附件。

2013 年 7 月 29 日，为进一步加强互联网药品销售和发布药品信息的监管，严厉打击网上销售假药犯罪与违法售药行为，整顿和规范网上售药秩序，国家食品药品监督管理总局、国家互联网信息办公室、工业和信息化部、公安部、国家工商行政管理总局决定联合开展打击网上非法售药行动，印发了《关于打击网上非法售药行动工作方案的通知》。

2013 年 10 月 29 日，国家食品药品监督管理总局发布了《关于加强互联网药品销售管理的通知》，要求加强药品交易网站资质的管理，加强药品交易网站销售含麻黄碱类复方制剂的管理，加强药品交易网站销售处方药的管理，加强网售药品配送环节的管理，加大对互联网非法售药的查处力度。

18. 提供互联网药品交易服务的企业应当具备什么条件

为药品生产企业、药品经营企业和医疗机构之间的互联网药品交易提供服务的企业或通过自身网站与本企业成员之外的其他企业进行互联网药品交易的药品生产企业和药品批发企业提供互联网药品交易服务的企业，均应符合《互联网药品信息服务管理办法》。

19. 从事互联网药品交易服务的申请和审批程序是什么

（1）申请　申请从事互联网药品交易服务的企业，应当向所在地省级药品监督管理部门提出申请，并提交申请材料。

（2）审批　省级药品监督管理部门收到申请材料后，在 5 日内对申请材料进行形式审查。决定予以受理的，发给受理通知书；决定不予受理的，应当书面通知申请人并说明理由。省、自治区、直辖市（食品）药品监督管理部门自受理之日起 20 日内对申请提供互联网药品信息服务的材料进行审核，并作出同意或者不同意的决定。同意的，由省、自治区、直辖市（食品）药品监督管理部门核发《互联网药品信息服务资格证书》，同时报国家食品药品监督管理总局备案并发布公告；不同意的，应当书面通知申请人并说明理由，同时告知申请人享有依法申请行政复议或者提起行政诉讼的权利。

《互联网药品交易服务机构资格证书》由国务院药品监督管理部门统一印制，有效期为 5 年。有效期届满，需要继续提供互联网药品交易服务的，企业应当在有效期届满前 6 个月内向原发证机关申请换发互联网药品交易服务机构资格证书。

20. 对互联网药品交易服务是如何监督管理的

在互联网上进行药品交易的药品生产企业、药品经营企业和医疗机构必须通过经药品监督管理部门和电信业务主管部门审核同意的互联网药品交易服务企业进行交易。

21. 对药品集贸市场是如何管理的

国家禁止设立除中药材专业市场以外的其他药品集贸市场，禁止在中药材专业市场内出售国家规定限制销售的中药材和中成药、中药饮片、化学原料及其制剂、抗生素、生化药品、放射性药品、血清疫苗、血液制品和诊断药品等。而为了便于对城乡集市贸易市场和中药材专业市场的监管，药品批发企业不得进入城乡集市贸易市场。2015 年 4 月 24 日修订颁布的《药品管理法》第二十一条规定：城乡集市贸易市场不得出售中药材以外的药品，但持有《药品经营许可证》的药品零售企业在规定的范围内可以在城乡集市贸易市场设点出售中药材以外的药品。

2002 年 3 月 29 日，国家药品监督管理部门发布了《国务院办公厅关于开展集贸市场专项整治工作的通知》（以下简称《通知》）。《通知》把中药材专业市场列为专项整治的范围，并把假冒伪劣中药材和禁止上市销售的产品作为这次整治查处的重点，同时明确了各级药品监督管理部门在专项整治中的责任。

目前，国家对药品集贸市场的整治已经取得了不小的成效，但是药品集贸市场存在的问题仍不容忽视。

二、药品价格、广告与包装的管理

22. 我国药品价格定价形式有哪些

在我国，药品定价的形式主要有三种：政府定价、政府指导价和市场调节价。

（1）政府定价和政府指导价　政府定价是指依照价格法的规定，由政府价格主管部门按照定价权限和范围制定的价格。政府指导价是指依照价格法的规定，由政府价格主管部门按照定价权限和范围规定基准价及其浮动幅度，指导经营者制定的价格。

药品政府定价管理分为中央和地方两级：国务院价格主管部门负责制定国家基本医疗保险用药目录中的甲类药品和生产经营具有垄断性的少量特殊药品价格，如国家计划生产供应的精神药品、麻醉药品、计划免疫药品、计划生育药品等。省级价格主管部门负责制定国家基本医疗保险用药目录中的乙类药品和中药饮片价格，以及医疗机构制剂价格。

政府制定或指导药品价格的基本原则是：依据药品的社会平均成本、市场供求状况和社会承受能力合理制定价格。

（2）市场调节价　市场调节价是指通过市场竞争形成的、由药品生产经营企业依法根据生产经营成本和市场供求状况自主制定的价格，是相对于政府定价和政府指导价而言的。

（3）单独定价　国家规定的药品生产质量标准是药品生产企业应达到的最低标准。不同企业由于生产所采用的工艺不同、原材料的质量不同、管理水平不同，生产出的药品虽然都是合格的，但质量仍有差异，有时差异还很明显。为了鼓励企业生产优质药品，国家采取了对少数企业优质产品单独定价的办法。

23. 药品价格的监测方式有哪些

（1）药品生产经营企业、医疗机构执行政府定价、政府指导价的规定　执行政府定价、政府指导价是药品生产、经营企业、医疗机构的义务，必须按照政府定价或政府指导价的范围内制定具体的价格，不得擅自提高。

（2）药品生产企业必须依法如实上报成本　药品的真实成本是价格主管部门科学合理制定价格的基本依据。按照规定向政府价格主管部门如实提供有关药品的生产经营成本资料，是药品生产经营企业应尽的义务，拒报、虚报、瞒报的行为是对公众利益的损害。

（3）药品生产、经营企业及医疗机构须标明药品零售价格　药品生产经营企业和医疗机构必须明码标价，注明品名、产地、规格、等级、计价单位、价格等必要信息，增强药品市场价格的透明度和公开性，维护用药者的权益。

（4）药品生产、经营企业及医疗机构应提供实际购销价格和购销数量　向政府价格主管部门提供药品的实际购销资料是药品生产、经营企业和医疗机构的义务。

24. 什么是药品广告

药品广告是指通过实物、文字、绘画或音响等媒体向社会宣传药品，以加强药品生产者、经营者与消费者之间的联系，从而达到销售药品、指导患者合理用药的目的。药品广告必须具有真实性、合法性、科学性。

25. 药品广告的审批内容有哪些

药品广告的特殊性，决定它必须首先经过企业所在地的省级药品监督管理部门的审核才能发布。国家建立了药品广告审查制度，制定了《药品广告审查标准》。根据《药品广告审查标准》，药品广告必须经药品监督管理部门批准，获得批准文号才可发布。药品监督管理部门必须审核广告申请人提供的证明文件的真实性、有效性、合法性、完整性和广告制作前文稿的真实性、合法性，其次要对药品的主要成分、功效、适应证、用法、用量、禁忌证和不良反应等内容进行审查，以确保药品广告的真实可靠，避免出现夸大疗效、误导消费者的现象，损害消费者的合法权益。

26. 药品广告的发布范围是怎样规定的

我国实行处方药与非处方药分类管理制度。非处方药经审批后可以在大众传播媒介上发布广告或者以其他方式进行以公众为对象的广告宣传。其中，大众传播媒介包括向广大社会群体大规模发布信息的工具和手段，包括广播、电视、报刊、网络、户外广告等。

处方药是必须凭执业医师和执业助理医师处方方可购买、调配、使用的药品。由于处方药的使用特殊性，不适合通过普通的社会大众传媒发布广告。

27. 对药品广告内容有哪些要求

药品广告的内容包括药品广告的文字、语言、画面及其含义，具体内容有：药物名称、药物组成、适应证（功能与主治）、生产企业、批准文号等。

《药品管理法》和有关法规对药品广告内容作了如下规定：药品广告的内容必须真实、合法，以国务院药品监督管理部门批准的说明书为准，不得含有虚假的内容。药品广告不得含有不科学的表示功效的断言或者保证；不得含有贬低同类产品的词语及"最新技术""国家级新药""最新科技""最先进制法"等语言；不得利用国家机关、医药科研单位、学术机构或者专家、学者、医师、患者的名义和形象作证明；不得使用儿童的名义和形象。非药品广告不得有涉及药品的宣传。

除以上限制规定外，根据广告法第十四条规定，药品广告还不得含有"说明治愈率或者有效率的""与其他药品的功效和安全性比较的"的内容及"法律、行政法规规定禁止的其他内容"。

28. 如何对药品广告进行监管

治理药品广告市场混乱的根本方法是加强对药品广告的监管。目前我国由省级药品监督管理部门行使药品广告的审批权，而各级工商行政管理部门对药品广告进行监督、管理和查处。

29. 如何对药品商标进行管理

商标是（trademark）指由文字、图形或者其组合构成的，适用于商品或服务的项目上，用以区别企业、事业单位或者个体工商者对其生产、加工、提高的商品或服务的标记。我国对商标实行强制注册管理，将其纳入药品管理和商标管理的内容中。

30. 如何对药品包装、标签进行管理

这里所说的对药品包装、标签管理主要是指对药品包装物上所印制的文字、图案、内容的管理。

（1）总体规定 药品包装、标签在申请该药品注册时依照药品的不同类别按照相应的管理办法办理审批手续。药品的每个最小销售单元的包装必须印有或贴有标签或说明书。

同一企业，同一药品的相同规格的药品（指药品规格和包装规格两种）其包装、标签的格式和颜色必须一致，不得使用不同的商标。同一企业，同一药品的不同规格的药品，其最小销售单元的包装、标签应明显区别或规格项明显标志。

（2）文字 凡在中国境内销售和使用的药品，包装、标签所用文字必须以中文为主并使用国家语言文字工作委员会公布的现行规范文字。

（3）商品名 药品的商品名须经国家药品监督管理部门批准后方可在包装、标签上标注。商品名不要与通用名（药品国际非专利名称的简称）连写，要分行。

（4）有效期 包装标签有效期的表达方法，按年月顺序。一般表达可用有效期至某年某月，或只用数字表示。

（5）内容 药品包装、标签上印刷的内容对产品的表述要准确无误，除表述安全、合理用药的用词外，不要印有各种不适当宣传产品的文字和标识。

药品包装上的标签包括：①内包装标签；②外包装标签；③药品大包装标签。

（6）特殊管理的药品、外用药品、非处方药品包装、标签的印制规定 麻醉药品、精神药品、医疗用毒性药品、放射性药品等特殊管理的药品、外用药品、非处方药品在其大包装、中包装、最小销售单元和标签上必须印有符合规定的标志；对贮藏有特殊要求的药品，必须在包装、标签的醒目位置中注明。

（7）进口药品包装、标签的规定 进口药品的包装、标签除按一般规定执行外，还应标明"进口药品注册证号"或企业名称、生产日期、批号、有效期及国内分包装企业名称等。

（8）异地生产的药品、委托加工的药品包装、标签的规定 经批准异地生产的药品，其包装、标签还应标明集团名称、生产企业、生产地点；批准委托

加工的药品，其包装、标签还应标明委托双方企业名称、加工地点。

31. 如何对药品说明书进行管理

药品的说明书应列有以下内容：药品名称（通用名、英文名、汉语拼音、化学名称）、分子式、分子量、结构式（复方制剂、生物制品应注明成分）、性状、药理毒理、药代动力学、适应证、用法用量、不良反应、禁忌、注意事项（孕妇及哺乳期妇女用药、儿童用药、药物相互作用和其他类型的相互作用，如烟、酒等）、药物过量（包括症状、急救措施、解毒药）、有效期、贮藏、批准文号、生产企业（包括地址及联系电话）等内容。如某一项目尚不明确，应注明"尚不明确"字样；如明确无影响，应注明"无"。

三、执业药师制度

32. 什么是执业药师

执业药师（简称药师）是指经全国统一考试合格，取得《执业药师资格证书》并经注册登记取得《执业药师注册证》、在药品生产、经营、使用单位中执业的药学技术人员。由于在直接面向病患者的药品零售、使用领域从事药品和药学服务工作人员的药学专业素质、道德和法律素质以及执业行为直接影响药品和药学服务质量，进而影响公众的用药安全和有效，因此只有通过严格的执业准入控制、执业行为受到严格规范和监管的执业药师，才能最大限度地保证药品经营企业所提供的药品质量和药学服务质量，从而保障公众的用药安全和有效。

33. 法规中关于执业药师的要求有哪些

法规规定不同岗位药学人员需要具有不同的专业、学历、技能及职责，具体规定如下。

（1）《处方药与非处方药流通管理暂行规定》 1999年12月28日，原国家药品监督管理局第26号局令公布了《处方药与非处方药流通管理暂行规定》，自2000年1月1日起施行。该暂行规定第九条规定："销售处方药和甲类非处方药的零售药店必须配备驻店执业药师或药师以上的药学技术人员。《药品经营企业许可证》和执业药师证书应悬挂在醒目、易见的地方。执业药师应佩戴标明其姓名、技术职称等内容的胸卡。"第十条第二款规定："执业药师或药师必须对医师处方进行审核、签字后依据处方正确调配、销售药品。"

（2）《药品经营质量管理规范》 2016年7月13日，国家食品药品监督管理总局已修订的《药品经营质量管理规范》中第二十条规定："企业质量负责人应当具有大学本科以上学历、执业药师资格和 3 年以上药品经营质量管理工作经历，在质量管理工作中具备正确判断和保障实施的能力。"第二十一条规定："企业质量管理部门负责人应当具有执业药师资格和 3 年以上药品经营质量管理工作经历，能独立解决经营过程中的质量问题。"第一百二十五条规定："企业法定代表人或者企业负责人应当具备执业药师资格。企业应当按照国家有关规定配备执业药师，负责处方审核，指导合理用药。"第一百七十条规定："处方经执业药师审核后方可调配；对处方所列药品不得擅自更改或者代用，对有配伍禁忌或者超剂量的处方，应当拒绝调配，但经处方医师更正或者重新签字确认的，可以调配；调配处方后经过核对方可销售。"

（3）《药品经营质量管理规范实施细则》 2000 年 11 月 16 日，原国家药品监督管理局公布了《药品经营质量管理规范实施细则》，自公布之日起施行。该实施细则第九条第二款规定："跨地域连锁经营的零售连锁企业质量管理工作负责人，应是执业药师"。第十条规定："药品批发和零售连锁企业质量管理机构的负责人，应是执业药师或符合本细则第九条的相应条件。"

（4）《中华人民共和国药品管理法实施条例》 2002 年 8 月 4 日，中华人民共和国国务院令第 360 号发布了《中华人民共和国药品管理法实施条例》，自 2002 年 9 月 15 日起施行。该条例第十五条第二款规定："经营处方药、甲类非处方药的药品零售企业，应当配备执业药师或者其他依法经资格认定的药学技术人员。"即将配备执业药师作为药品零售企业销售处方药和甲类非处方药的必要条件之一。

（5）《药品流通监督管理办法》 2007 年 1 月 31 日，国家食品药品监督管理局第 26 号局令公布了《药品流通监督管理办法》，自 2007 年 5 月 1 日起施行。该办法第十八条第二款规定："经营处方药和甲类非处方药的药品零售企业，执业药师或者其他依法经资格认定的药学技术人员不在岗时，应当挂牌告知，并停止销售处方药和甲类非处方药。"

34. 执业药师资格制度的性质是什么

执业药师资格制度被纳入全国专业技术人员执行资格制度范围，其性质是对药学技术人员的执业准入控制。所谓执业资格是指政府对某些责任较大，社会通用性强，关系公共利益的专业（工种）施行准入控制，是依法独立开业或从事某一特定专业（工种）的学识、技术和能力的必须标准。执业药师资格制度不同于执业药师法，但它将为制定我国的执业药师法奠定基础。

35. 什么是执业药师考试

执业药师考试属于执业资格准入考试，实行全国统一大纲、统一命题、统一组织的考试制度。

（1）参加考试必须具备的条件

①中华人民共和国公民和获准在我国境内就业的其他国籍的人员。

②学历和从事药学、中药工作的时间符合以下要求：取得药学、中药或相关专业博士学位者；硕士需从事药学或中药专业工作满 1 年者；学士需从事专业工作满 3 年者；大专毕业需从事专业工作满 5 年者；中专毕业需从事专业工作满 7 年者。

（2）考试科目的规定　药学（或中药学）专业知识（一）、药学（或中药学）专业知识（二）、药事管理与法规、综合知识与技能 4 个科目。考试科目中，药事管理与法规、综合知识与技能两个科目为执业药师资格考试的必考科目；从事药学或中药学专业工作的人员，可根据从事的本专业工作，选择药学专业知识科目（一）、（二）或中药学专业知识科目（一）、（二）的考试。

（3）资格证书　执业药师资格考试合格者发给《执业药师资格证书》，该证书在全国范围内有效。

36. 什么是执业药师注册

执业药师实行注册制度。国务院药品监督管理部门为全国执业药师注册管理机构，省级药品监督管理部门为本辖区执业药师注册机构。执业药师按照执业类别、执业范围、执业地区注册。执业类别分为药学类、中药学类；执业范围分为药品生产、药品经营、药品使用；执业地区为省、自治区、直辖市。执业药师只能在一个执业药师注册机构注册，在一个执业单位按注册的执业类别、执业范围执业。

37. 执业药师的职责、权利和义务有哪些

（1）执业药师的基本准则　执业药师必须遵守职业道德，忠于职守，以对药品质量负责，保证人民用药安全有效为基本准则。

（2）执业药师必须严格执行《药品管理法》及相关法规、政策，对违法行为或决定，有责任提出劝告制止、拒绝执行或向上级报告。

（3）执业药师在执业范围内负责对药品质量的监督和管理，参与制定、实施药品全面质量管理及对本单位违反规定的处理。

（4）执业药师负责处方的审核及监督调配，提供用药咨询与信息，指导合理用药，开展药物治疗的检测及药品疗效的评价等临床药学工作。

38. 什么是执业药师的继续教育

为了使执业药师始终能以较高的专业水平为人们的健康服务，《执业药师资格制度暂行规定》明确将执业药师继续教育纳入法制化管理范畴，规定执业药师必须接受继续教育。执业药师继续教育，是以提高业务水平和素质为目的的各种教育和训练活动。

执业药师继续教育实行学分制。对学分要求，在数量上，具有执业药师资格的人员注册期 3 年内累计不得少于 45 学分。其中必修和选修内容每年不得少于 10 学分，自修内容学习可累计获取学分。执业药师在继续教育过程中必须修满一定的学分才能够继续执业。执业药师接受继续教育经考核合格后，由培训机构出具学分证明，以此作为再次注册的依据。

第十二章 医疗机构药事管理

一、医疗机构药事管理制度

1. 什么是医疗机构药事管理

医疗机构药事管理的内容涉及的方面很多，主要包括药品供应与管理、药品调剂管理、医院制剂管理、医院药物质量控制、临床药学管理、药物信息与研究管理、药物经济学评价和对医疗机构的人员管理等。

2. 医疗机构药事管理法律法规有哪些

随着法制社会的发展，与医疗机构药事管理相关的法律法规也越来越健全，相关的法律有《药品管理法》《医疗机构管理条例》《医疗用毒性药品管理办法》《麻醉药品和精神药品管理办法》《医疗废物管理条例》《突发公共卫生事件应急条例》《医疗器械监督管理条例》《医疗机构药品监督管理办法（试行）》等，尤其在 2011 年，在总结各地《医疗机构药事管理暂行规定》（以下简称《暂行规定》）实施情况的基础上，结合当前国家药物政策以及医疗机构药事管理工作的新形势和新任务，原卫生部、国家中医药管理局和总后勤部卫生部共同对《暂行规定》进行了修订，制定了《医疗机构药事管理规定》。以更加科学、规范的规定引导医疗机构的药事管理工作。

《医疗机构药事管理规定》规定了医疗机构应根据临床工作实际需要，设立药事管理组织和药学部门。因此，我国医疗机构的药事组织主要包括药学部门和医疗机构药事管理委员会（组）。同时，《医疗机构药事管理规定》对医疗机构药事管理的概念作了新的定位，即"医疗机构以服务病人为中心，以临床药学为基础，对临床用药全过程进行有效的组织实施与管理，促进临床科学、合理用药的药学技术服务和相关的药品管理工作。

3. 医疗机构药事管理的主要内容是什么

为保证各项药学工作的贯彻执行，《医疗机构药事管理规定》第七条明确要求：二级以上医院应当设立药事管理与药物治疗学委员会；其他医疗机构应当成立药事管理与药物治疗学组。药事管理与药物治疗学委员会（组）是在医疗机构内建立的制定并实施药事管理制度，监督、指导本机构科学管理药品和合理用药，提高药物治疗安全性和有效性的组织。

（1）药事管理委员会的目标和职能　药事管理委员会的基本职能大致可概括为立法、监督和教育三项内容。

①制定规章制度　《医疗机构药事管理规定》第九条规定："贯彻执行医疗卫生及药事管理等有关法律、法规、规章。审核制定本机构药事管理和药学工作规章制度，并监督实施"。这是赋予药事管理与药物治疗学委员会在本机构内对药事管理相关工作行使"立法权"的法律依据。具体而言，此"立法权"包括了三个层次的内容。第一层指药事管理与药物治疗学委员会章程的制定；第二层指药事管理与药物治疗学委员会各项具体职能的实施原则的制定；第三层则是在遵照各职能原则下制定的医院基本药物目录、处方集手册、标准治疗指南等。

药事管理与药物治疗学委员会的另一项重要职能就是对本机构药事管理工作的"监督权"，包括监督药品的采购、保管和发放，监督新药引进，监督临床用药是否符合处方集要求等。

面向本机构的临床、护理、药学人员开展药学教育，组织相关药学知识培训，也是药事管理与药物治疗学委员会的职能之一。

②采购药品　医疗机构药事管理与药物治疗学委员会对药品采购实施审批、决策和监督的约束机制。

药品采购的方式分为：招标性采购；非招标性采购；定点定批采购；不定期采购。

③监督各项药事工作　医疗机构药事管理与药物治疗学委员会成员对药品采购实施具体监督管理。监督控制的具体内容是，依据有关法律和法规条例，组织制定和审定药品采购制度，并对执行情况进行监督。监控药品采购渠道，掌握药品实际优惠率和加成率情况。规范行为，严格质量要求。

（2）医疗机构的药事组织和结构

①人员组成　药事管理与药物治疗学委员会由5~7人组成，其中设主任、副主任委员及秘书各1名，委员若干名。二级以上医院药事管理与药物治疗学委员会委员由具有高级技术职务任职资格的药学、临床医学、护理和医院感染管理、医疗行政管理等人员组成。医疗机构负责人任药事管理与药物治疗学委员会（组）主任委员，药学和医务部门负责人任药事管理与药物治疗学委员会

（组）副主任委员。成立医疗机构药事管理与药物治疗学组的医疗机构，药事管理与药物治疗学组成员由药学、医务、护理、医院感染、临床科室等部门负责人和具有药师、医师以上专业技术职务任职资格人员组成。药事管理委员会委员的任期一般为 2 年，可以连选连任。

下属的科室通常包括外科、内科、妇产科、儿科、传染病科等，大多是临床上的主要用药科室。

②会议组织　药事管理与药物治疗学委员会通常至少每 3 个月应召开一次全体会议，大型医院可以每月召开一次。具体的会议日程可以根据需要而定。药事管理与药物治疗学委员会的日常工作由药学部门负责，办公室设在药学部。药学部门负责人，作为药事管理委员会的副主任委员和秘书，应承担安排会议日程、准备会议材料、记录会议内容等事务性工作。

二、医疗机构的药品管理

医疗机构使用的药品，自配制剂只占一小部分，绝大部分是从市场上购进的，因此医疗机构药品的供应管理对促进合理用药、保障患者用药安全也是至关重要的。

4.医疗机构药品采购的法律规定有哪些

采购合格的药品，是医疗机构药品管理的首要环节。药品采购管理的主要目标是依法、适时购进质量优良、价格适宜的药品。

为加强医疗机构购进、储存药品的管理，确保医疗机构使用药品质量，防止假劣药品流入医疗机构,《药品管理法》以及实施条例规定医疗机构购进药品，必须建立并执行进货检查验收制度，并建有真实完整的药品购进记录，并分别对其购进记录的内容作了明确要求。为进一步加强医疗机构的药品采购，国家食品药品监督管理部门制定了《药品流通监督管理办法》，作为《药品管理法》关于医疗机构药品采购的有益补充。

5.医疗机构药品采购的注意事项有哪些

对于医疗机构采购的药品品种，现行《处方管理办法》对此进行了限制，规定医疗机构应当按照经药品监督管理部门批准并公布的药品通用名称购进药品。同一通用名称药品的品种，注射剂型和口服剂型各不得超过 2 种，处方组成类同的复方制剂 1~2 种。因特殊诊疗需要使用其他剂型和剂量规格药品的情况除外。

《药品流通监督管理办法》规定，医疗机构以集中招标方式采购药品的，应当遵守《药品管理法》《药品管理法实施条例》及本办法的有关规定。

6. 医疗机构购进药品的验收有哪些规定

医疗机构购进药品，根据《药品管理法》第二十六条规定："医疗机构"医疗机构购进药品，必须建立并执行进货检查验收制度，验明药品合格证明和其他标识；不符合规定要求的，不得购进和使用。"药品生产、经营企业和医疗机构在药品购销活动中，发现假劣药品或质量可疑药品，必须及时报告当地药品监督管理部门，不得自行作销售或退、换货处理。进口药品在进口检验时发现上述药品的，依照《进口药品管理办法》的规定处理。

7. 医疗机构药品的仓储和维护有哪些规定

医疗机构与生产企业、经营企业相比较，具有存贮的周期短、品种多、存量少特点，这就决定了医疗机构药品存贮仓库容量较小，管理更为简便，但同样必须具有适合各类药品存储要求的设施和条件。

《药品管理法》第二十八条规定："医疗机构必须制定和执行药品保管制度，采取必要的冷藏、防冻、防潮、防虫、防鼠等措施，保证药品质量。"《药品流通监督管理办法》中要求医疗机构应当将药品与非药品分开存放；中药材、中药饮片、化学药品、中成药应分别储存、分类存放。《医疗机构药事管理规定》规定化学药品、生物制品、中成药和中药饮片应当分别储存，分类定位存放。易燃、易爆、强腐蚀性等危险性药品应当另设仓库单独储存，并设置必要的安全设施，制订相关的工作制度和应急预案。

医疗机构应当制订和执行药品保管制度，定期对库存药品进行养护与质量检查。药品库的仓储条件和管理应当符合《药品采购供应质量管理规范》的有关规定。

8. 什么是医疗机构制剂

医疗机构制剂的概念，《药品管理法实施条例》第八十三条规定："医疗机构制剂，是指医疗机构根据本单位临床需要经过批准而配制、自用的固定处方制剂。"此处的固定处方制剂系指处方固定不变，配制工艺成熟，并可在临床上长期适用于某一病症的制剂。

医疗机构制剂有三个重要意义：首先，医疗机构制剂是医药市场的重要补充；再次，医疗机构制剂可在一定程度上降低医疗费用和成本；最后，为研制开发新制剂提供了物质基础。

9. 医疗机构制剂的注册审批有哪些规定

（1）对医疗机构配制制剂资格实行许可证制度 《药品管理法》第二十三条规定："医疗机构配制制剂，须经所在地省、自治区、直辖市人民政府卫生行政部门审核同意，由省、自治区、直辖市人民政府药品监督管理部门批准，发给《医疗机构制剂许可证》。无《医疗机构制剂许可证》的，不得配制制剂。医疗机构制剂许可证应当标明有效期，到期重新审查发证。"

同时对于能够配制制剂的医疗机构，根据《药品管理法》第二十四条规定，"医疗机构配制制剂必须具有能够保证制剂质量的机构与人员、设施、管理制度、检验仪器和卫生条件。"

（2）医疗机构制剂的注册申报 对于获得《医疗机构制剂许可证》的医疗机构，如果要进行某种制剂的配制，必须按照国务院药品监督管理部门的规定报送有关资料和样品，经所在地省、自治区、直辖市人民政府药品监督管理部门批准，并发给制剂批准文号后，方可配制。根据《医疗机构制剂注册管理办法》，申请医疗机构制剂，应当进行相应的临床前研究，包括处方筛选、配制工艺、质量指标、药理、毒理学研究等。

10. 医疗机构配制制剂的管理内容有哪些

按照《药品管理法》规定："医疗机构配制的制剂，应当是本单位临床需要而市场上没有供应的品种"。具体品种包括：临床常用而疗效确切的协定处方制剂、某些性质不稳定或效期短的制剂、市场上不能满足的不同规格、容量的制剂、其他临床需要的以及科研用的制剂等。

经审批后，配制的制剂必须按照规定进行质量检验，检验合格后凭医师处方在本医疗机构使用，所以医疗机构制剂的性质为严格的处方药。虽然医疗机构制剂只能在本机构内部使用，但是《药品管理法》规定："特殊情况下，经国务院或者省、自治区、直辖市人民政府的药品监督管理部门批准，医疗机构配制的制剂可以在指定的医疗机构之间调剂使用。"而《药品管理法实施条例》中规定的特殊情况为发生灾情、疫情、突发事件或者临床急需而市场没有供应。

11. 什么是 GPP

为了加强医疗机构的制剂配制和质量管理，2001年，国家药品监督管理部门根据《药品管理法》规定，参照《药品生产质量管理规范》（GMP）的基本准则，制定了《医疗机构制剂配制质量管理规范（试行）》（good hospital preparation practice，GPP），该规范内容与 GMP 基本一致。

医疗机构制剂室的特点是多剂型、多规格、多品种、数量少，更换制作，操作繁琐，容易发生差错。在未实施 GPP 之前，普遍存在着管理不规范、制度不健全，岗位责任制和技术操作规程不完善，工序和岗位责任不明确，各种原始记录、工作记录不完备，差错、事故时常发生，很难保证制剂质量。因此，对医疗机构制剂实施 GPP 具有重要意义。

三、医疗机构药品的使用管理

12. 医疗机构医师处方的管理要求是什么

处方是医师为患者防治疾病需要而开写的用药书面文件，它是药师调配和发药的书面凭据。处方按其性质分为三种，即法定处方、医师处方和协定处方。法定处方主要指中国药典、局颁标准收载的处方，它具有法律的约束力。在制备法定制剂或医师开写法定制剂时均应照此规定。医师处方是指医师为患者诊断、治疗和预防用药所开具的处方。协定处方是指医院药剂科与临床医师根据医院日常医疗用药的需要，共同协商制订的处方。它适于大量配制和储备，便于控制药品的品种和质量，提高工作效率，减少患者取药等候时间。

为了防止医疗事故和保护药品资源，每张处方均有限量要求。处方一般不得超过 7 日用量；急诊处方一般不得超过 3 日用量；对于某些慢性病、老年病或特殊情况，处方用量可适当延长，但医师应当注明理由。

处方书写要注意字迹应当清楚，不得涂改，如有修改，必须在修改处签名及注明修改日期；书写药品名称、剂量、规格、用法、用量要准确规范，药品用法可用规范的中文、英文、拉丁文或者缩写体书写，但不得使用"遵医嘱""自用"等含糊不清字句；处方开具当日有效。特殊情况下需延长有效期的，由开具处方的医师注明有效期限，但有效期最长不得超过 3 天。

对于药品名称，《处方管理办法》对医师处方应用药名作出明确规定，医师开具处方应当使用经药品监督管理部门批准并公布的药品通用名称、新活性化合物的专利药品名称和复方制剂药品名称。医师开具院内制剂处方时应当使用经省级卫生行政部门审核、药品监督管理部门批准的名称。

每日处方应按普通药及控制药品分类装订成册，并加封面，妥善保存，便于查阅。

经注册的执业医师在执业地点取得相应的处方权。经注册的执业助理医师在医疗机构开具的处方，应当经所在执业地点执业医师签名或加盖专用签章后方有效。经注册的执业助理医师在乡、民族乡、镇、村的医疗机构独立从事一般的执业活动，可以在注册的执业地点取得相应的处方权。试用期人员开具处方，应当经所在医疗机构有处方权的执业医师审核、并签名或加盖专用签章后方有效。进修医师由接收进修的医疗机构对其胜任本专业工作的实际情况进行认定后授予相应的处方权。医师应当在注册的医疗机构签名留样或者专用签章备案后，方可开具处方。

对于麻醉药品，医疗机构应当按照有关规定，对本机构执业医师和药师进行麻醉药品和精神药品使用知识和规范化管理的培训。执业医师经考核合格后取得麻醉药品和第一类精神药品的处方权，药师经考核合格后取得麻醉药品和第一类精神药品调剂资格。有此处方权的医师均不得为自己及其家属开具该类药品处方；处方必须由执业医师亲自填写，不得先签好空白处方，再由他人临时填上药品及数量等。

13. 医疗机构处方调剂的管理要求是什么

药品调剂工作是药学部门直接面对临床患者的服务窗口，其工作量约占整个业务工作的 50%~70%。处方调配不仅是医院临床药学的实践基础，也是医院为患者治疗疾病的重要环节之一。

处方调剂是指药剂人员根据处方配药或配方、发药的活动。处方调剂俗称"配药、配方、发药"，多为照方发药。其根据医师处方或科室请领单，按照配方程度，及时、准确地调配和分发药剂，调配处方必须严格按照处方调配操作规程，仔细审查处方，认真调配操作，严格监督检查，耐心讲解药物用法、用量和注意事项。严格按照规定管理毒、麻和精神药品，并监督临床使用。

零售药店"销售药品"和医疗机构"调配处方"表述不同，含义也有所不同之处。其区别主要在于：在零售药店销售药品，非处方药不需要医师处方就能随意购买；医疗机构内设药房提供药品给患者，不管是处方药还是非处方药都必须凭医师处方才能提供给患者。

（1）处方调剂人员资格 《药品管理法》第二十二条规定："医疗机构必须配备依法经过资格认定的药学技术人员。非药学技术人员不得直接从事药剂技术工作。"该条款是对于医疗机构中从事药学技术工作的人员相关条件的规定。

同时，《处方管理办法》对医院处方调剂人员的资格作了更为详细的规定，它指出取得药学专业技术职务任职资格的人员方可从事处方调剂工作。具有药师以上专业技术职务任职资格的人员负责处方审核、评估、核对、发药以及安全用药指导；药师从事处方调配工作。从而保证了处方调剂人员的任职资格，提高了处方调剂人员的专业层次，加强了对合理用药的管理。

我国现行药学技术人员资格认定的法定文件有：①1979年卫生部颁发的《卫生技术人员职称及晋级暂行条例》。目前全国各类医疗机构都按照此规章评定技术职称，分为主任药师、副主任药师、主管药师、药师、药剂士。②1999年人事部和国家食品药品监督管理局颁发的《执业药师资格制度暂行规定》。目前上述两个规章均有效力，即医疗机构中卫生技术人员系列的药师或国家食品药品监督管理部门认定的执业药师都可以认定为药学技术人员。

（2）处方审核　一般来说处方调剂过程可分为六个步骤：收处方；审查处方；配方；包装与贴标签；核对处方；发药。其中最关键的一个步骤就是药师对处方的核查。《药品管理法》第二十七条规定，医疗机构的药剂人员调配处方，必须经过核对，对处方所列药品不得擅自更改或者代用。对有配伍禁忌或者超剂量的处方，应当拒绝调配；必要时，经处方医师更正或者重新签字，方可调配。

《处方管理办法》规定，在药品的调剂过程中应做到"四查十对"："查处方，对科别、姓名、年龄；查药品，对药名、剂型、规格、数量；查配伍禁忌，对药品性状、用法用量；查用药合理性，对临床诊断。"

（3）单剂量配方制　国内外对单剂量配方制有多种定义，大致含义是指：以药房为基础，先将住院患者所服用的药品做成单剂量包装，调配时由药剂人员依医嘱把患者某天某次需服用的几种单剂量包装药品置于特定的药盒内，该药盒类似于美国所称的患者药疗包装（patient medication package），药盒上标识的病区、姓名、床号等信息与患者一一对应，经责任药师核对后，交由病区护士领回并再次核对无误后给予患者服用，以保证药品使用的准确、安全、卫生，其针对的是患者的口服药品。其意义在于避免药品在调配、运送过程中发生吸潮、氧化、污染的可能性。

14. 医院药剂科的工作与管理内容是什么

一般来说医疗机构的药学部门指的是医院的药剂科，习称医院药房。它是医疗机构中从事预防、诊断、治疗疾病所用药品的供应、调剂及配制制剂、提供临床药学服务、监督检查药品质量的部门。

（1）医院药剂科的性质　药剂科最重要的性质是具有专业技术性，主要反映在要求医院药师能解释和配制处方，能评价处方和处方中调配的药物，掌握配制制剂的技术并有建立制剂条件的能力，能承担药物治疗监护工作，能够回答患者、医师、护士有关处方中药物的各方面问题等。

（2）医院药剂科的任务 药剂科在医疗机构负责人领导下，按照《药品管理法》及相关法律、法规和本单位管理的规章制度，开展临床药学和临床药理研究、合理配制医疗机构药物资源等工作，具体负责组织本机构临床用药和各项药学技术服务。

（3）医院药剂科的组织机构 医院药剂科是医院的一个部门，直属院长领导，不具备法人资格，不承担投资风险，这是和社会药房的根本区别。一些规模较小的医疗机构一般仅设置制剂室、药库，承担制剂配制、调剂等临床基础性工作；规模较大的如三级医院根据实际情况设置有：中、西药调剂、制剂（普通制剂和灭菌制剂），中、西药库，药品检验，药学研究，临床药学，信息资料等专业室（科），并设室（科）主任。

四、临床药学与临床药师

15. 什么是临床药学

随着医院药学工作模式向"以患者为中心"的转变，以合理用药为根本出发点和归宿的临床药学工作也日益受到重视。

迄今为止，还尚未有权威的、统一的、被认可的临床药学定义。但是可以肯定的是临床药学（clinical pharmacy）是一门以患者为对象，研究安全、有效、合理地使用药品，提高药物治疗质量，促进患者健康的学科。临床药学的内容丰富，从药物治疗、药物不良反应监测直至药物信息咨询等，涉及范围广，拓宽了医院药学的学科领域。

从临床药学的学科特点、研究内容及主要任务等方面来看，临床药学是药剂学、药理学和治疗学等新理论、新技术发展到一定程度而形成的一门综合性交叉学科，是医院药学工作的重要组成部分，它主要研究药物与机体的相互作用，包括药物对机体的效应和机体对药物的处置两方面。通过提供用药咨询来为临床和患者服务。其主要任务是保证患者用药的安全、有效、经济，核心是研究和指导合理用药。临床药学涉及的学科有解剖学、生理学、病理学、临床药理学、临床药物治疗学、药物流行病学、药物经济学及化学等。

近些年我国有关合理用药、临床药学方面的工作不断展开，继《医疗机构药事管理暂行规定》出台后，我国第一次明确在法规中提出建立临床药师制度，随后，《医疗机构药事管理规定》正式颁布，同样强调和突出要加强医疗机构临床药学工作，培养临床药师，逐步建立临床药师制度，并对临床药师的资质和职责作出明确规定。

16. 我国临床药学产生的背景是什么

国内大多医院的临床药学工作还不成熟。从开展的情况看，目前最普遍的工作内容为药学信息、血药浓度监测、合理用药咨询与教育、临床用药回顾分析，少数医院已参与临床查房。总的来说，业务范围较窄，真正深入临床指导用药、为患者解决临床用药中出现问题的实质性内容尚少，也缺少深度。

（1）临床医师知识结构欠合理　对大多数临床医师而言，他们接受的与药学直接相关的课程非常少，一般仅限于药理学、药剂学等，学时也是非常有限的，以后也缺少相关的继续教育。

（2）临床医师无法做到既是医疗专家，又是药学专家的"双重角色"　多数临床医师只熟悉本专业用药，而事实上，一种疾病往往需要多种药物联合使用方能奏效，而患者又常常同时患有多种疾病，一个称职的、高水平的医师仅仅熟悉本专业药物是远远不够的，临床药师正是在这种情况下，逐渐成为临床医师救治患者的合作伙伴，以期达到取长补短，服务患者的目的。

（3）药物误用或滥用　对临床医师来说，一种药物能治疗哪些疾病，或某种疾病可用哪些药物治疗，也许是他们比较熟悉的。然而，一种药物不能用于哪些患者或不能与哪些药物联用及如何合理使用，他们则往往不甚了解。

当前，药物误用或滥用的现象屡见不鲜，主要表现在：药不对症；用药剂量或疗程欠妥；无原则的联合用药；无适应证用药等方面。

药物具有两重性，用之合理能防病治病，否则，如果诊断，择药、联合用药和药物用法不当，非但不能防病治病，而且往往会出现某些与治疗目的无关甚至是有害的作用，这就是药物的不良反应。这种不良反应有时表现为包括可引起致残、致死等在内的药源性疾病。

17. 临床药学工作的主要任务是什么

临床药学工作的基本出发点和归宿是合理用药，合理用药最起码的要求是：将适当的药物，以适当的剂量，在适当的时间，经适当的途径，给适当的患者使用适当的疗程，达到适当的治疗目标。在实际活动中，《医疗机构药事管理规定》明确规定临床药学专业技术人员应参与临床药物治疗方案设计；建立重点患者药历；实施治疗药物监测，开展合理用药研究；收集药物安全性和疗效等信息，建立药学信息系统，提供用药咨询服务。

18. 临床药师与一般药师在工作上有何区别

"药师"从广义上来讲，是指具有高等药学院校毕业的学历或经过专门训练从事各种药学工作并取得药师资格和药师执照的专业技术人员。药师的工作以药品调配、制备、质量检验等技术性操作为主。但是临床药师比起普通药师来，有很多特殊性。

作为药学监护工作的具体承担者，临床药师与一般药师工作上的区别主要有如下几个方面。

（1）临床药师在医院各科轮转后定点于某个病区，与医师一起查房。

（2）临床药师、护士、医师组成一个查房组，根据查房结果，临床药师向医师建议用哪些药物，并提供用药方案，使药物治疗安全、有效、经济。

（3）临床药师必须定期填写药物不良反应报告并按规定上报，还要把用药后的相互作用发生的意见，使患者治疗费用降低多少等工作结果记录上报。

（4）临床药师可担任药学情况咨询工作。

与普通的医院药师相比，临床药师无论是从工作模式上，还是从知识结构以及职能上都有明显的不同。

19. 临床药师需具有什么资质

《医疗机构药事管理规定》要求，临床药师应当具有高等学校临床药学专业或者药学专业本科毕业以上学历，并应当经过规范化培训。

（1）临床药师应具备的知识结构　化学基础知识；药学知识；生物医学知识；药学边缘学科知识和其他公共知识等。

（2）临床药师应具备的技能　快速获取信息的能力；临床体格检查操作能力；对各种实验室检查结果及各种体检的判断和解释能力；指导用药的能力；交流沟通能力等。

（3）临床药师应具备的职业道德　不能滥用药物；用药既要看到近期效果，也要注意远期不良影响；坚持医疗原则。

20. 现阶段临床药师的主要职责是什么

《医疗机构药事管理规定》指出，临床药师的主要职责包括以下几个方面。

（1）负责药品采购供应、处方或者用药医嘱审核、药品调剂、静脉用药集中调配和医院制剂配制，指导病房（区）护士请领、使用与管理药品。

（2）参与临床药物治疗，进行个体化药物治疗方案的设计与实施，开展药学查房，为患者提供药学专业技术服务。

（3）参加查房、会诊、病例讨论和疑难、危重患者的医疗救治，协同医师做好药物使用遴选，对临床药物治疗提出意见或调整建议，与医师共同对药物治疗负责。

（4）开展抗菌药物临床应用监测，实施处方点评与超常预警，促进药物合理使用。

（5）开展药品质量监测，药品严重不良反应和药品损害的收集、整理、报告等工作。

（6）掌握与临床用药相关的药物信息，提供用药信息与药学咨询服务，向公众宣传合理用药知识。

（7）结合临床药物治疗实践，进行药学临床应用研究。

（8）开展药物利用评价和药物临床应用研究。

（9）参与新药临床试验和新药上市后安全性与有效性监测。

（10）其他与医院药学相关的专业技术工作。

21. 临床药师的工作内容有哪些

临床药师的工作内容可以分为以下四个方面。

（1）参加临床查房、会诊及病例讨论。

（2）开展治疗药物监测，实施个体化给药。

（3）药物咨询服务。

（4）结合临床开展科研工作。

22. 临床药师在医疗卫生事业中的地位与作用是什么

（1）在医疗卫生事业中，临床药师不仅能提供药物的基本知识，还能提供药物的最新信息以帮助医师、患者选用最佳治疗方案，避免药物有害的相互作用和选择准确的用药方法，提醒可能产生的不良反应和注意事项，从而提高药物治疗的有效性、安全性和经济性，即提高合理用药水平。

（2）临床药师作为医学与药学的桥梁，应用药物的现代药学知识，与医师一起为患者提供和设计安全合理的用药方案，临床药师是在提高医师合理处方上起关键作用的人，因此，临床药师作为药物知识的顾问服务于临床，密切了医药的结合。

（3）临床药师具有合理用药的指导作用，医师的用药是否合理有效，要由药师进行评价，医师要根据药师评价结果，维持或者修改用药方案。药师是医师用药的顾问。

（4）临床药师是提供药物咨询的主力军，主要体现在：为患者提供咨询与指导；向医师提供咨询；向护士提供咨询与指导；为社会提供药学服务。

23. 临床药师实践的基本要求是什么

临床药师在实践中必须做到要有充分的时间工作在病房，参与临床医疗活动；书写药疗文件，分析择药依据和用药中可能出现的问题，并向医护人员提出改进建议；独立访问患者，给患者讲解有关药物知识，出院时对患者用药给予帮助指导；负责收集医、护、患三方提出的有关药物问题，并且要给予解答，收集药品不良反应；注意新药、静脉用药配伍的临床使用情况；定期向领导汇报所在病区用药动态，为领导决策临床药学工作提供依据。

除此之外，还要求临床药师的实践态度必须是：尊重患者；认真负责、热爱人民；刻苦钻研医药技术；廉洁正直；诚实；团结协作；文明礼貌。

24. 我国医院临床药学的现状与发展趋势是什么

目前，医院规模决定了开展临床药学工作的范围和深度，但随着政策的引导和鼓励，一些规模较小的医院也已逐渐重视临床药学工作。另一方面，由于地区经济的差异，临床药学在我国发展不平衡，经济发达地区此项业务开展较早，发展较快。此外，从事临床药学工作的药师绝大多数是年龄较大、职称较高、经验丰富的药师。我国临床药学工作开展最多的业务仍局限在药物信息咨询、用药回顾与分析、合理用药知识教育、临床药物不良反应监测方面，而深入临床直接为患者服务的业务项目开展尚少，有待今后大力开展。

临床药学打破了医药分家的局面，明确了医院药师的发展方向，药师深入临床，医药结合，才能保证患者用药安全、有效、合理。临床药学是以患者为服务对象，直接面向患者工作，要求药师具有扎实的专业知识和技能，对确保获得预期的治疗目标且不发生药源性疾病承担责任，这给目前医疗机构从事临床药学方面工作的药学专业技术人员提出了更高的要求，同时也要求医疗机构积极组织人员培训，加强临床药学知识和技能的教育。但很明显的是，我国目前在这方面的人员培训和工作展开还有待进一步提高。此外，临床药师必须与临床医师建立合作性工作关系，以确保患者合理用药。

第十三章　药品不良反应报告与监测管理

一、药品不良反应的概念与分类

1. 什么是药品不良反应

（1）药品不良反应　根据我国《药品不良反应报告和监测管理办法》中的定义，是指合格药品在正常用法用量下出现的与用药目的无关的有害反应。

（2）可疑不良反应　是指怀疑而未确定的不良反应。

（3）新的药品不良反应　是指药品说明书中未载明的不良反应。说明书中已有描述，但不良反应发生的性质、程度、后果或者频率与说明书描述不一致或者更严重的，按照新的药品不良反应处理。

（4）药品严重不良反应　是指因服用药品引起以下损害情形之一的反应：①导致死亡；②危及生命；③致癌、致畸、致出生缺陷；④导致显著的或者永久的人体伤残或者器官功能的损伤；⑤导致住院或者住院时间延长；⑥导致其他重要医学事件，如不进行治疗可能出现上述所列情况的。

2. 国外对药品不良反应是如何定义的

（1）世界卫生组织（WHO）的定义　是指一种有害且非预期的反应，是人类在预防、诊断或治疗疾病，或为了改变生理功能而正常使用药物剂量时发生的反应。

（2）美国食品药品监督管理局（FDA）的定义　是指能够致死、有生命威胁、导致入院或延长住院时间、明显地永久性致残、致出生缺陷、需要干预措施以预防永久性损害的反应。

3. 什么是药品不良事件

药品不良事件与药品不良反应通常易混淆，药品不良事件是指治疗期间所发生的任何不利的医疗事件，它不一定与该药有因果关系。这一概念对新药的安全性评价具有重大的实际意义。因为在很多情况下，药品不良事件与用药虽然在时间上相关联，但因果关系并不能马上确立。为了最大限度地降低人群的用药风险，本着"可疑即报"的原则，对有重要意义的药品不良事件也要进行监测，并进一步明确与其药品的因果关系。

4. 药品不良反应的主要临床表现有哪些

（1）副作用 是指治疗剂量的药物产生的、与治疗目的无关的不适反应。一般都较轻微，是可逆性的功能变化。产生副作用的原因是药物选择性低，作用范围广，在治疗时利用其中一个作用，其他的作用就成了副作用。但随着治疗目的不同，副作用也会转化为治疗作用。

（2）毒性效应 是指由于患者的个体差异、病理状态或合用其他药物引起敏感性增加，在治疗量时对人体造成某种功能性或器官性质损害的反应。因服用剂量过大而发生的毒性作用属广义毒性反应，不在药物不良反应监测范围内，而目前主要侧重于监测正常用量、用法下发生的毒性效应。毒性效应在性质和程度上均与副作用不同，对患者的危害性也更大。

（3）后遗效应 是指停药后血药浓度已降至最低有效浓度以下，但生物效应仍存在的药理反应。后遗效应可以是短暂的，例如服用司可巴比妥等催眠药后次晨的宿醉现象，也可以是较长久的，例如长期应用糖皮质激素所致数月内的肾上腺皮质功能低下，还有的是永久性器质性损害，如链霉素引起的永久性耳聋。

（4）变态反应 又称过敏反应，指药物刺激机体而发生的不正常的免疫反应。某些药物本身不具抗原性，但在体内能与高分子载体蛋白结合形成抗原，而某些生物药物本身为完全抗原，刺激机体产生抗体。当药物再次进入机体后，可发生抗原抗体反应，即变态反应。这种反应的发生与药物剂量无关或关系甚少，治疗量或极小量都可发生。

（5）继发反应 指由于药物的治疗作用所引起的不良后果。如人体肠道内有许多不同细菌生长，这些细菌群之间相互制约，维持着平衡的共生状态。如果长期服用广谱抗生素，由于许多敏感菌株被抑制，而使肠道内菌群间的相对平衡状态受到破坏，以致于一些不敏感的细菌如耐药性葡萄球菌及白色念珠菌等真菌大量繁殖，引起葡萄球菌伪膜性肠炎或白色念珠菌病等继发感染（霉菌感染）。

（6）特异体质反应 指少数患者用药后，发生与药物本身药理作用无关的反应。多数与先天性遗传异常有关，如由于缺乏某种药物代谢酶所致。乙酰化酶缺乏患者服用肼屈嗪时容易引起红斑狼疮样反应；服异烟肼后于体内代谢延缓，血浓度偏高，易致多发性外周神经炎。

（7）药物依赖性 是指连续使用一些作用于中枢神经系统的药物后，用药者为追求欣快感而要求定期连续地使用该药（精神依赖性），一旦停药会产生严重的戒断症状。

（8）其他临床表现 如首剂效应、停药反跳反应和致癌、致突变、致畸作用等。

5.药品不良反应是如何分类的

根据药品不良反应与药理作用的关系，将药品不良反应分为 A 型、B 型、C 型三类。

（1）A 型不良反应 是指由于药品的药理作用增强所致，常与剂量有关，通常可以预测。在人群中的发生率虽高，但死亡率低。药物的副作用、毒性反应、继发反应、后遗效应、首剂效应和停药反跳反应等均属于 A 型不良反应的临床表现。

（2）B 型不良反应 是指与药物固有的正常药理作用无关，与用药剂量无关，难以预测，常规的毒理学筛查不能发现，发生率较低，但危险性大，死亡率较高。临床表现上通常包括特异体质反应和变态反应。

（3）C 型不良反应 是指发病机制尚不清楚，多发生在长期用药后，潜伏期长，没有清晰的时间联系，难以预测。如长期服用避孕药导致的乳腺癌、血管栓塞等。

二、药品不良反应监测管理

6.我国现行的药品不良反应监测范围是什么

我国规定的药品不良反应的监测范围：①所有危及生命、致残直至丧失劳动能力或死亡的不良反应；②新药投产使用后发生的各种不良反应；③疑为药品所引起的突变、癌变、畸形；④各种类型的过敏反应；⑤非麻醉药品产生的药物依赖性；⑥疑为药品间相互作用导致的不良反应；⑦其他一切意外的不良反应。

7.WHO 药品不良反应监测范围是什么

WHO 要求医务人员和药品生产与供应人员报告药品不良反应监测的范围大致有：①未知的、严重的、罕见的、非正常的不可预测的药品不良反应；②属于已知不良反应，但其程度和频率存在较大变化的，以及其他医生认为值得报告的；③对新药应全面监测报告。

8. 药品不良反应监测方法有哪些

目前，世界各国所采用的药品不良反应监测的方法主要为6种。

（1）自发呈报系统　自发呈报系统为6种监测方法中最为常用的方法。自发呈报系统又称自愿报告系统，是一种自愿但有组织的报告系统，医务工作人员在医疗实践中发现药品不良反应后，填表报告监测机构、制药厂商或通过医药学文献杂志进行报道，以提高临床安全、合理用药水平。

（2）处方事件监测　所谓处方事件监测，就是利用现在的处方体系，对用某种新药的患者予以分组，并通过同科医生对同属一组患者的不良事件进行监测的方法。

（3）义务性监测　瑞典最早采用义务性监测。瑞典在建立药品不良反应监测制度之初，为鼓励医务人员尽量多地报告药品不良反应，采取不分轻重、不论药品使用说明书上是否已经列入，可疑即报。1975年以后，改为主要收集严重的、致死的和说明书上没有列入的药品不良反应为主，并且在自愿报告制度的基础上，要求医师报告所发生的每一例属于上述范围的不良反应，从而发展成为义务性监测报告制度，使报告率大为提高。

（4）集中监测系统　集中监测系统是指在一定时间（如数月、数年）、一定范围（某一地区、几个医院或/及几个病房）内根据研究的目的，详细记录药物和药品不良反应的发生情况，以探讨药品不良反应的发生规律。

（5）分析流行病学　分析流行病学又叫分析性研究，对所假设的病因或流行因素进一步在选择的人群中探找疾病发生的条件和规律，验证所提出的假设。

（6）自动记录数据库　由于新药上市前更加严格的审查制度，一些潜在的发生率较低的药品不良反应已难以从小样本人群观察到，故药物与药品不良反应的因果假设的检验常借助于大型的记录数据库。

9. 如何对药品不良反应报告进行评价

药品不良反应的评价目前主流的评价方法为因果关系评价。大体上可分为微观评价和宏观评价。微观评价是指具体的某一不良事件与药物之间的因果关系的判断，即个案因果关系判断；宏观评价是指通过运用流行病学的研究手段和方法来验证或驳斥某一不良事件与药物之间的因果关系的假说。

（1）因果关系评价准则　①时间方面的联系；②生物学合理性；③联系的

一贯性；④联系的特异性；⑤联系的强度；⑥其他原因或混杂因素的影响。

（2）因果关系评价方法　目前，国际上对药品不良反应的因果关系评价有多种方法，包括 Karach & Lasagna 方法、计分推算法以及贝叶斯不良反应诊断法等。

①Karach & Lasagna 评定方法　该法将因果关系的确定程度分为肯定、很可能、可能、条件、可疑 5 级。

该法的评价准则是：用药与不良反应出现的时间顺序是否合理；以往是否有该药不良反应的报道；发生不良反应后撤药的结果；不良反应症状消除后再次用药是否出现同样的不良反应；有无其他原因或混杂因素。该法的具体内容如下。

肯定：用药以来的时间顺序是合理的；该反应与已知的药品不良反应相符合；停药后反应停止；重新开始用约，反应再现。

很可能：用药以来的时间顺序是合理的；该反应与已知的药品不良反应相符合；停药后反应停止；无法用患者疾病来合理地解释。

可能：用药以来的时间顺序是合理的；与已知的药品不良反应相符；患者疾病或其他治疗也可造成这样的结果。

条件的：时间顺序合理；与已知的药品不良反应相符合；不能合理地以患者疾病来解释。

可疑：完全不符合上述标准。

②计分推算法　计分推算法是指在病例分析时，对时间顺序，是否已有类似反应的资料等基本问题都以打分，最后按所记总分评定因果关系等级。该方法的典型代表是法国的归因系统。

本法按表 13-1 回答记分。

表 13-1　计分推算法记分表

项目	是	否	不知道	记分
1. 该反应以前是否已有报告	+1	0	0	
2. 本药品不良反应是否在使用所疑药物后出现	+2	-1	0	
3. 当前所疑药物停用后，使用特异的对抗剂之后不良反应是否改善	+1	0	0	
4. 再次服用所疑药物，药品不良反应是否再出现	+2	-1	0	
5. 是否有其他原因（药物之外）引起这种反应	-1	+2	0	
6. 当给安慰剂后这种反应是否能再出现	-1	+2	0	

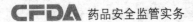

项目	是	否	不知道	记分
7.血（或其他体液）的药物浓度是否为已知的浓度	+1	0	0	
8.增大药物剂量时反应是否加重，减少药物剂量时，反应是否减轻	+1	0	0	
9.患者以前用相同或类似的药物是否也有相似反应	+1	0	0	
10.该不良反应是否有客观检查予以确认	+1	0	0	
总分				

根据回答以上表格所得分数，当总分大于9分，表明肯定有关；当总分为5~8分，表明很可能有关；当总分为1~4分，表明可能有关；当总分小于0分，表明可疑。

③贝叶斯不良反应诊断法（简称 Bayes） 贝叶斯不良反应诊断法，由明尼苏达大学理论统计学家 David Jane 于1982年首先提出，是一种以不确定逻辑和贝叶斯概率理论为基础的药品不良反应因果关系评价方法，这种方法把药品不良反应因果关系评价从定性评价阶段带入定量评价阶段。该方法引人瞩目，但由于其计算复杂，难以在常规工作中被接受。

④WHO 建议使用的方法 WHO 国际药物监测合作中心推荐方法如下。根据"药品"和"不良事件"的关系将可疑不良反应的因果关系分为如下级别：肯定、很可能、可能、不太可能、未评价、无法评价6个等级。实际上，主要是肯定、很可能、可能、不太可能4级，未评价和无法评价均不属于因果关系的正式术语，前者是指报告资料待作进一步的补充和评价，然后再决定其级别；后者是由于报告资料不足或存在矛盾而无法评价。目前我国现行的因果关系评价方法即属于此类。

（3）五条评定准则

①时间方面的联系 开始用药的时间和不良反应出现的时间有无合理的先后关系。

②过往史 所怀疑的不良反应是否符合该药已知的不良反应类型，以往是否已有对该药反应的报道和评述。

③混杂因素 所怀疑的药物是否可用并用药物的作用、患者的临床症状或其他疗法的影响来解释。

④撤药后的结果 停药或减量后，反应是否消失或减轻。

⑤再次用药的结果　不良反应症状消除后再用药是否出现同样的反应。

（4）五条分级标准　该法将因果关系的确实程度分为肯定、很可能、可能、怀疑、不可能五类，见表 13-2。

表 13-2　因果关系评定所用的五级标准与五条评定准则的关系

标准 \ 准则	时间方面联系	过往史	混杂因素	撤药后的结果	再次用药的结果
肯定	+	+	-	+	+
很可能	+	+	-	+	?
可能	+	±	±	±	?
怀疑	+	-	+	±	?
不可能	-	-	+	-	-

说明：+ 表示肯定，– 表示否定，± 表示难以肯定或否定，? 情况不明。

根据以上表格，五级标准的具体内容如下。

①肯定：用药以来的时间顺序是合理的；该反应与已知的药品不良反应相符合；停药后反应停止；重新用药，反应再现。

②很可能：时间顺序合理；该反应与已知的药品不良反应相符合；没有重复用药；停药后反应停止；无法用并用药、患者疾病来合理地解释。

③可能：时间顺序合理；与已知的药品不良反应相符合；患者疾病或其他治疗也可造成这样的结果。

④可疑：时间顺序合理；不能合理地以并用药和患者疾病来解释。

⑤不可能：仅能以并用药和患者的疾病来解释；不符合上述其他各项标准。

10. 药品不良反应的评价操作方法是什么

药品不良反应评价操作一般分为两步，分别为个例评价与集中评价。

（1）个例评价　个例评价是指运用药品不良反应评价准则，对每一份报表进行评价。主要内容有以下几个方面。

①与药物警戒目的相关性　未知的、严重的、新的、报告次数多的，或有科学价值或教育意义的药品不良反应。

②报告的质量　数据是否完整，包括药品不良反应表现过程、重点阳性体征、转归和有关临床检验结果等。

③可疑药品的信息　厂家、批号、剂型、用法和用量及用药原因。

④不良反应分析与关联性评价　关联性评价由地区不良反应监测中心和国家不良反应监测中心对报表审核后作出。

（2）集中评价　集中评价又称数据集中后评价，是指对一系列病例报告的系统研究和阐释，是在个例评价基础上进行的综合评价，其主要目的是发现风险信号，以便扩大信息交流或制定管理措施。

三、药品不良反应报告

11. 什么是法定报告主体

根据《药品不良反应报告和监测管理办法》的规定，我国药品不良反应的法定报告主体包括药品生产、经营企业和医疗机构。

（1）药品生产企业和经营企业　药品生产企业和药品经营企业在国外发达国家是作为药品不良反应报告的主体，但在我国，其主体地位没有充分体现出来。数据显示，美国的药品生产、经营企业报告的不良反应比例为全部报告数的 90% 以上，而我国 5 个年度平均为 16.8%。

①药品生产企业的监测和报告职责

• 建立本企业的药品不良反应报告和监测制度，成立监测机构或指定专（兼）职人员负责药品不良反应监测工作。

• 采取有效措施收集本企业所生产药品的市场反馈信息，发现可能与所生产药品有关的不良反应应详细记录，进行调查、分析、评价、处理，并填写《药品不良反应／事件报告表》，按规定上报，同时采取措施减少和防止药品不良反应的重复发生。

• 按规定填写《药品不良反应／事件定期汇总表》，并按时向所在地省、自治区、直辖市药品不良反应监测中心报告。

• 发现群体不良反应，应立即向所在地省、自治区、直辖市（食品）药品监督管理局、卫生厅（局）以及药品不良反应监测中心报告。

• 对所生产药品的国内外不良反应报道进行跟踪，并结合本企业所收集的资料对所生产药品的不良反应发生情况进行分析、研究，根据结果在生产工艺、包装、说明书等有关药品质量标准等方面不断改进，提高药品的安全性和有效性。

• 积极配合各级食品药品监督管理部门和药品不良反应监测机构做好有关品种的调查、分析和评价工作。

• 开展药品不良反应报告和监测的培训和教育工作。

②药品经营企业的监测和报告职责

• 建立本企业的药品不良反应报告和监测制度，成立监测机构或指定专（兼）职人员负责药品不良反应报告和监测工作。

• 发现可能与所售药品有关的不良反应应详细记录、调查、分析、评价、处理，填写《药品不良反应／事件报告表》，按规定上报，并采取有效措施，减少和防止药品不良反应的重复发生。

● 发现群体不良反应，应立即向所在地省、自治区、直辖市食品药品监督管理部门、卫生行政管理部门以及药品不良反应监测中心报告。

● 进口药品在其他国家和地区发生新的或严重的不良反应，代理经营该进口药品的企业应于不良反应发现之日起 30 日内报国家药品不良反应监测中心。

● 积极配合各级食品药品监督管理部门和药品不良反应监测机构做好有关品种的调查、分析和评价工作。

● 开展药品不良反应报告和监测的培训和教育工作。

（2）医疗机构　医疗机构不仅是诊治疾病的主要场所，也是药品不良反应产生和防治及监测与报告的主要场所，我国医疗机构 5 个年度平均报告占比为总报告数的 81.1%。

医疗机构的监测和报告职责如下。

①建立本机构的药品不良反应报告和监测制度，成立监测机构或指定专（兼）职人员负责药品不良反应报告和监测工作。

②发现可能与所用药品有关的不良反应应详细记录、调查、分析、评价、处理，填写《药品不良反应/事件报告表》，按规定上报，并采取有效措施，减少和防止药品不良反应的重复发生。

③发现群体不良反应，应立即向所在地省、自治区、直辖市食品药品监督管理部门、卫生行政管理部门以及药品不良反应监测中心报告。

④积极配合各级食品药品监督管理部门、卫生行政管理部门和药品不良反应监测机构做好有关品种的调查、分析和评价工作。

⑤开展有关药品不良反应报告和监测的宣传、教育和培训工作，提高医、护、药人员对药品不良反应的重视程度和认知水平，指导临床合理用药。

⑥积极开展药品不良反应监测方法的研究，进行药品不良反应监测领域的交流和合作。

⑦对发现的药品不良反应/事件，尤其是新的、严重的药品不良反应/事件，应告知药品的生产企业。

⑧对所有药品不良反应死亡病例进行讨论，讨论结果上报所在地省、自治区、直辖市药品不良反应监测中心。

（3）个人　个人发现药品引起的不良反应/事件，首先应及时就近在当地医疗机构进行诊断、治疗。患者或其委托代理人可直接向医疗机构、生产、经营企业报告。也可直接向所在地基层药品不良反应监测机构及省、自治区、直辖市药品不良反应监测中心或药品监督管理部门报告。

12. 什么是法定监管主体

（1）法定监管主体的组织架构　我国的药品不良反应监测工作由国家食品药品监督管理总局主管，省、自治区、直辖市食品药品监督主管部门主管本行政区域内的药品不良反应监测工作，各级卫生主管部门负责医疗卫生机构中与实施药品不良反应报告制度有关的管理工作。我国的药品不良反应监测专业技术机构由国家药品不良反应监测中心及各省、自治区、直辖市药品不良反应监测中心与基层监测机构组成，各级药品不良反应监测协调领导小组和专家咨询委员会也是我国药品不良反应监测体系的重要组成部分。

2015年，国家食品药品监督管理总局对国家药品不良反应监测中心主要职责进行了规定，批准其承担药品不良反应监测、医疗器械不良事件监测、药物滥用监测及化妆品不良反应监测四项基本职能；地市级监测机构应当至少包含药品不良反应监测、医疗器械不良事件监测、药物滥用监测、化妆品不良反应监测四项基本职责；县（区）级监测机构应当至少包含药品不良反应监测、医疗器械不良事件监测、药物滥用监测三项基本职责。

（2）各监管主体的职责

①国家食品药品监督管理部门　国家食品药品监督管理总局负责全国药品不良反应报告和监测的管理工作，并履行以下主要职责。

• 与卫生行政管理部门共同制定药品不良反应报告和监测的管理规定和政策，并监督实施。

• 与卫生行政管理部门联合组织开展全国范围内影响较大并造成严重后果的药品群体不良事件的调查和处理，并发布相关信息。

• 对已确认发生严重药品不良反应或者药品群体不良事件的药品依法采取紧急控制措施，作出行政处理决定，并向社会公布。

• 通报全国药品不良反应报告和监测情况。

• 组织检查药品生产、经营企业的药品不良反应报告和监测工作的开展情况，并与卫生行政管理部门联合组织检查医疗机构的药品不良反应报告和监测工作的开展情况。

②省、自治区、直辖市食品药品监督管理部门　省、自治区、直辖市药品监督管理部门负责本行政区域内药品不良反应报告和监测的管理工作，并履行

以下主要职责。

● 根据本办法与同级卫生行政管理部门共同制定本行政区域内药品不良反应报告和监测的管理规定，并监督实施。

● 与同级卫生行政管理部门联合组织开展本行政区域内发生的影响较大的药品群体不良事件的调查和处理，并发布相关信息。

● 对已确认发生严重药品不良反应或者药品群体不良事件的药品依法采取紧急控制措施，作出行政处理决定，并向社会公布。

● 通报本行政区域内药品不良反应报告和监测情况。

● 组织检查本行政区域内药品生产、经营企业的药品不良反应报告和监测工作的开展情况，并与同级卫生行政管理部门联合组织检查本行政区域内医疗机构的药品不良反应报告和监测工作的开展情况。

● 组织开展本行政区域内药品不良反应报告和监测的宣传、培训工作。

③设区的市级、县级药品监督管理部门 设区的市级、县级药品监督管理部门负责本行政区域内药品不良反应报告和监测的管理工作；与同级卫生行政管理部门联合组织开展本行政区域内发生的药品群体不良事件的调查，并采取必要控制措施；组织开展本行政区域内药品不良反应报告和监测的宣传、培训工作。

④县级以上卫生行政部门 县级以上卫生行政管理部门应当加强对医疗机构临床用药的监督管理，在职责范围内依法对已确认的严重药品不良反应或者药品群体不良事件采取相关的紧急控制措施。

⑤国家药品不良反应监测机构 国家药品不良反应监测中心负责全国药品不良反应报告和监测的技术工作，并履行以下主要职责。

● 承担国家药品不良反应报告和监测资料的收集、评价、反馈和上报，以及全国药品不良反应监测信息网络的建设和维护。

● 制定药品不良反应报告和监测的技术标准和规范，对地方各级药品不良反应监测机构进行技术指导。

● 组织开展严重药品不良反应的调查和评价，协助有关部门开展药品群体不良事件的调查。

● 发布药品不良反应警示信息。

● 承担药品不良反应报告和监测的宣传、培训、研究和国际交流工作。

⑥省级药品不良反应监测机构 省级药品不良反应监测机构负责本行政区域内的药品不良反应报告和监测的技术工作，并履行以下主要职责。

● 承担本行政区域内药品不良反应报告和监测资料的收集、评价、反馈和上报，以及药品不良反应监测信息网络的维护和管理。

● 对设区的市级、县级药品不良反应监测机构进行技术指导。

● 组织开展本行政区域内严重药品不良反应的调查和评价，协助有关部门开展药品群体不良事件的调查。

● 组织开展本行政区域内药品不良反应报告和监测的宣传、培训工作。

⑦设区的市级、县级药品不良反应监测机构　设区的市级、县级药品不良反应监测机构负责本行政区域内药品不良反应报告和监测资料的收集、核实、评价、反馈和上报；开展本行政区域内严重药品不良反应的调查和评价；协助有关部门开展药品群体不良事件的调查；承担药品不良反应报告和监测的宣传、培训等工作。

13. 药品不良反应报告制度、程序和时限的要求是什么

（1）报告制度　药品生产、经营企业和医疗机构获知或者发现可能与用药有关的不良反应，应当通过国家药品不良反应监测信息网络报告；不具备在线报告条件的，应当通过纸质报表报所在地药品不良反应监测机构，由所在地药品不良反应监测机构代为在线报告。报告内容应当真实、完整、准确。

（2）具体报告程序　我国药品不良反应监测报告实行逐级、必要时越级的运行程序（图13-1），具体报告程序如下。

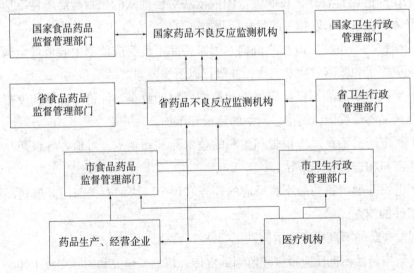

图 13-1　药品不良反应监测报告流程

①医疗机构　一般由医师、护士或临床药师填写药品不良反应报告表，交

本院药剂科临床药学组，核对收集的报表进行必要的整理、加工或补充资料，或者再由药品不良反应监测专职人员填写正式的药品不良反应报表。医院药品不良反应监测站（或小组）定期对收集的报表进行分析评价，按规定时限上报基层或市级药品不良反应监测机构。

②药品生产和经营单位　药品生产、经营企业应设立专门的药品不良反应监测机构或配备专（兼）职人员，随时收集本单位生产、经营产品的不良反应，按规定时限向基层或市级药品不良反应监测机构报告。

③基层药品不良反应监测机构　基层药品不良反应监测机构应当随时对收集的药品不良反应报表填写质量和报告内容以及归因分析进行评价，并及时向报告单位或报告人反馈评价内容，同时定期将本市或本单位药品不良反应监测的整体情况向各报告单位或报告人反馈。将收集的药品不良反应报表上报所在地省级药品不良反应中心。

④省、自治区、直辖市级药品不良反应监测机构　对收集的药品不良反应报告表进行评价、分析，必要时召集专家咨询委员会讨论，将报告上报国家药品不良反应监测机构和省级药品监督管理部门，定期进行反馈与沟通。

⑤国家药品不良反应监测机构　国家药品不良反应监测中心应当对收到的报告进行汇总、分析和评价，将国产药品和进口药品的定期安全性更新报告统计情况和分析评价结果报国家食品药品监督管理部门和国家卫生行政管理部门。

（3）报告时限要求

①个例药品不良反应　药品生产、经营企业和医疗机构发现或者获知新的、严重的药品不良反应应当在15日内报告，其中死亡病例须立即报告；其他药品不良反应应当在30日内报告。有随访信息的，应当及时报告。

药品生产企业应当对获知的死亡病例进行调查，详细了解死亡病例的基本信息、药品使用情况、不良反应发生及诊治情况等，并在15日内完成调查报告，报药品生产企业所在地的省级药品不良反应监测机构。

设区的市级、县级药品不良反应监测机构应当对收到的药品不良反应报告的真实性、完整性和准确性进行审核。严重药品不良反应报告的审核和评价应当自收到报告之日起3个工作日内完成，其他报告的审核和评价应当在15个工作日内完成。

设区的市级、县级药品不良反应监测机构应当对死亡病例进行调查，详细了解死亡病例的基本信息、药品使用情况、不良反应发生及诊治情况等，自收到报告之日起15个工作日内完成调查报告，报同级药品监督管理部门和卫生行政管理部门，以及上一级药品不良反应监测机构。

省级药品不良反应监测机构应当在收到下一级药品不良反应监测机构提交的严重药品不良反应评价意见之日起 7 个工作日内完成评价工作。

②药品群体不良事件 药品生产、经营企业和医疗机构获知或者发现药品群体不良事件后，应当立即通过电话或者传真等方式报所在地的县级药品监督管理部门、卫生行政管理部门和药品不良反应监测机构，必要时可以越级报告；同时填写《药品群体不良事件基本信息表》，对每一病例还应当及时填写《药品不良反应/事件报告表》，通过国家药品不良反应监测信息网络报告。

药品生产企业获知药品群体不良事件后应当立即开展调查，详细了解药品群体不良事件的发生、药品使用、患者诊治以及药品生产、储存、流通、既往类似不良事件等情况，在 7 日内完成调查报告，报所在地省级药品监督管理部门和药品不良反应监测机构；同时迅速开展自查，分析事件发生的原因，必要时应当暂停生产、销售、使用和召回相关药品，并报所在地省级药品监督管理部门。

③境外发生的严重药品不良反应 进口药品和国产药品在境外发生的严重药品不良反应（包括自发报告系统收集的、上市后临床研究发现的、文献报道的），药品生产企业应当填写《境外发生的药品不良反应/事件报告表》，自获知之日起 30 日内报送国家药品不良反应监测机构。国家药品不良反应监测机要求提供原始报表及相关信息的，药品生产企业应当在 5 日内提交。

国家药品不良反应监测机构应当对收到的药品不良反应报告进行分析、评价，每半年向国家食品药品监督管理部门和卫生行政管理部门报告，发现提示药品可能存在安全隐患的信息应当及时报告。

进口药品和国产药品在境外因药品不良反应被暂停销售、使用或者撤市的，药品生产企业应当在获知后 24 小时内书面报国家食品药品监督管理部门和国家药品不良反应监测机构。

第十四章 特殊药品管理

一、特殊药品管理概述

1. 特殊管理药品的范畴是什么

（1）麻醉药品　包括阿片类、可卡因类、大麻类、合成药类及国家药品监督管理部门指定的其他易成瘾癖的药品、药用原植物及其制剂，共计121个品种。

（2）精神药品　分为第一类精神药品、第二类精神药品，共计149个品种。

（3）医疗用毒性药品　毒性中药28种，毒性西药11种。

（4）放射性药品　《中华人民共和国药典》2015年版共收载了氙［^{133}Xe］注射液、邻碘［^{131}I]马尿酸钠注射液、胶体磷［^{32}P］酸铬注射液等30种制剂。

（5）麻醉药品、精神药品与毒品的关系和区别　麻醉药品、精神药品，二者都是作用于中枢神经系统，使之兴奋或抑制的药品。前者不仅产生精神依赖性，而且产生身体依赖性；后者多数情况下只产生精神依赖性而不产生身体依赖性。《中华人民共和国刑法》所称的毒品，是指鸦片、二乙酰吗啡（海洛因）、甲基苯丙胺（冰毒）、吗啡、大麻、可卡因及国家规定管制的其他能够使人形成瘾癖的麻醉药品和精神药品。

2. 特殊药品管理的特点是什么

麻醉药品、精神药品、医疗用毒性药品、放射性药品的最大特点体现在管理的特殊性。如果管理、使用得当，可起到药品的防病治病作用；如果管理使用不当，既危害人民的身心健康，又危害社会，贻害无穷。

许多麻醉药品对中枢神经系统有不同程度的抑制作用，从而影响精神活动。麻醉药品和精神药品都具有致命的毒副作用——成瘾性，连续使用会使人形成强烈的、病态的身体依赖和精神依赖性，这就是常常被用于非医疗行为——吸毒的原因。一些麻醉药品和精神药品还能引起各种知觉变化，使人产生幻觉，称为致幻药。医疗用毒性药品由于其治疗剂量和中毒剂量相近，因而不仅强调生产、经营环节的管理，更要注重使用环节的管理，以免造成毒性药品中毒现象的发生。

放射性药品由于具有放射性，所放射出的射线具有较强的穿透力，当它通过人体时，可对人体组织发生电离作用，如掌握不好，能对人体产生放射性损害。因此，除对放射性药品生产、经营、贮存、运输等环节实行严格管理外，对其使用也作出了严格的规定，指出医疗单位设立的核医学科（室）必须具备与其医疗任务相适应的专业技术人员。非核医学专业技术人员未经培训，不得从事核医学工作，不得使用放射性药品。

3. 特殊药品的监督管理概况如何

国际公约和我国对麻醉药品和精神药品的管理宗旨为：保障合法需求，防止非法滥用。

基于特殊药品的特殊性，必须采用相适应的管理方法实施管理。目前，在众多管理手段中，我国政府及国际组织对特殊药品的管理，尤其是对麻醉药品、精神药品的管理，通常采用行政方法、立法方法、宣传教育、联网系统等多种形式的管理方法。

（1）行政方法　是指依靠行政机构和领导者的权威，运用行政手段，按照行政方式管理被管理对象。具有三个特点：权威性、强迫性、针对性。

我国国务院药品监督管理部门负责全国麻醉药品和精神药品的监督管理工作，并会同国务院农业主管部门对麻醉药品药用原植物实施监督管理。国务院公安部门负责对造成麻醉药品药用原植物、麻醉药品和精神药品流入非法渠道的行为进行查处。国务院其他有关主管部门在各自的职责范围内负责与麻醉药品和精神药品有关的管理工作。

我国由国务院药品监督管理部门主管医疗用毒性药品的监督管理工作。其他有关部门，在各自的职责范围内负责医疗用毒性药品有关的管理工作。

卫生与计划生育委员会主管全国放射性药品监督管理工作。国家能源委员会主管放射性药品生产、经营管理工作。

（2）立法方法　是指运用法律规范及规范性质的各种行为规则进行管理。它不仅包括广义的法律，还包括由国家的各级机构以及各个管理系统所制定和实施的各种类似法律性质的社会行为规范。立法方法具有以下三个特点：强制性、规范性、概括性。

目前，我国针对特殊药品制定的政策主要有：《麻醉药品和精神药品管理条例》《麻醉药品和精神药品经营管理办法》《医疗用毒性药品管理办法》《放射性药品管理办法》等。

（3）宣传教育 宣传教育是指通过一定精神、道德、信仰的宣传，教育和引导，激发人们的精神，改变人们的行为，使之为实现组织目标而努力。通过宣传使人们对已制定的各种法令、方针、政策及规章制度等能加深理解，通过思想教育来激发人的积极性和创造性。

宣传教育的特点是：启发性、针对性与灵活性。

（4）联网系统 早在 2007 年 8 月，国家食品药品监督管理部门就开展了在全国范围内建设特殊药品监控信息网络，截至 2007 年 9 月底，特药监控网络已基本建成，全国 31 个省（区、市）级和设区的市级药品监管部门已全部入网。从 2007 年 10 月 1 日起，中国的麻醉药品和第一类精神药品从生产出厂、运输、进入全国性批发企业、区域性批发企业直至医疗机构的全过程都纳入了药品监管部门的监管视野。逐步实现对特殊药品生产、进货、销售、库存数量以及流向的实时动态监控。

2016 年 11 月 8 日，国家食品药品监督管理部门组织开发了特殊药品生产流通信息报告系统，将对麻醉药品、精神药品和药品类易制毒化学品生产、流通、库存的明细数据进行查询和统计，对特殊药品生产计划和购用计划执行情况进行监控。该系统将在省级、设区的市级食品药品监督管理部门试运行，同时应用在各类生产麻醉药品原料药及制剂、第一类精神药品原料药及制剂、第二类精神药品原料药及制剂、含麻醉药品包括罂粟壳的复方制剂、含第一类精神药品的复方制剂、药品类易制毒化学品原料药及单方制剂、罂粟壳的制药企业。各类经营麻醉药品制剂、第一类精神药品制剂、第二类精神药品原料药及制剂、药品类易制毒化学品原料药及单方制剂、罂粟壳的流通企业，以及第二类精神药品零售连锁企业总部应入网，药品零售连锁企业门店暂不入网。

联网系统这一方法充分发挥了电子信息平台的作用，完善了特殊药品信息报告系统管理，增强了药品监管部门监管的主动性和针对性，提高了特殊药品监管效能。

二、麻醉药品的管理

4. 什么是麻醉药品

麻醉药品是指连续使用后易产生身体依赖性，能成瘾癖的药品。如吗啡、哌替啶、可卡因、美沙酮等。

身体依赖性也称生理依赖性，是指机体对该药产生依赖适应状态，当突然断药就产生种种异常反应的现象，称为戒断症状。

身体依赖性的特征：强迫性地要求连续用药，为了用药不择手段；由于人体对药物产生的耐受性，有加大剂量的趋势；停药后产生戒断症状；对用药本人及社会均易产生危害。

戒断症状：精神烦躁不安、失眠、疼痛加剧、肌肉震颤、呕吐、腹泻、散瞳、流涕、流泪、出汗等。

麻醉药品连续使用后一旦形成瘾癖，即危害人们身体健康。例如，在医疗上应用的吗啡镇痛药，它能作用于吗啡受体发挥镇痛作用。其特点是镇痛作用强，但反复应用多易成瘾，故一般只限于急性剧痛时短期应用。

麻醉药品与麻醉剂不同，麻醉药品是指连续使用后易产生身体依赖性，能成瘾癖的药品。如临床上常用的阿片、吗啡、哌替啶（度冷丁）等麻醉性镇痛药，都是麻醉药品。而麻醉剂是指药理上虽具有麻醉作用，但不会成瘾癖的药物。如三氯甲烷、乙醚等全身麻醉药及普鲁卡因、利多卡因等局部麻醉药。特殊管理药品中不包括麻醉剂。

5. 麻醉药品品种有哪些

麻醉药品的品种范围包括：阿片类、可卡因类、大麻类、合成药类及国务院药品监督管理部门指定其他易成瘾癖的药品、药用原植物及其制剂。

现行使用的《麻醉药品品种目录》为 2013 年版，自 2014 年 1 月 1 日起施行，其中所列麻醉药品共 121 种。

6. 如何对麻醉药品研究进行管理

我国《麻醉药品和精神药品管理条例》和《关于麻醉药品和精神药品实验研究管理规定的通知》中列出了实验研究的监管细则。开展实验研究活动应当具备下列条件，并经国务院药品监管部门批准：①以医疗、科学研究或者教学为目的；②有保证实验所需麻醉药品和精神药品安全的措施和管理制度；③单位及其工作人员 2 年内没有违反有关禁毒的法律、行政法规规定的行为。

麻醉药品的临床实验，不得以健康人为受试对象。

7. 如何对麻醉药品生产进行管理

国家对麻醉药品生产管理的原则是：控制种植、定点生产、指令计划。

（1）生产企业　国务院药品监督管理部门和国务院农业主管部门共同确定麻醉药品药用原植物种植企业，其他单位和个人不得种植麻醉药品药用原植物。从事麻醉药品生产的企业必须经所在地省级药监部门初审，由国务院药品监管部门会同有关部门审查批准，未经批准的任何单位和个人，一律不得从事麻醉药品的生产活动。

麻醉药品的定点生产企业应当具备下列条件：

①有药品生产许可证；

②有麻醉药品实验研究批准文件；

③有符合规定的麻醉药品生产设施、储存条件和相应的安全管理设施；

④有通过网络实施企业安全生产管理和向药品监督管理部门报告生产信息的能力；

⑤有保证麻醉药品安全生产的管理制度；

⑥有与麻醉药品安全生产要求相适应的管理水平和经营规模；

⑦麻醉药品生产管理、质量管理部门的人员应当熟悉麻醉药品管理以及有关禁毒的法律、行政法规；

⑧没有生产、销售假药、劣药或者违反有关禁毒的法律、行政法规规定的行为；

⑨符合国务院药品监督管理部门公布的麻醉药品定点生产企业数量和布局的要求。

（2）生产计划　麻醉药品的年度生产计划、药用原植物的种植计划由省级药品监督管理部门上报，由国务院药品监督管理部门会同有关部门根据国家规定审查批准。未经批准，生产（种植）单位不得擅自生产（种植）。国务院药品监督管理部门和国务院农业主管部门根据麻醉药品年度生产计划，制定麻醉药品药用原植物年度种植计划。

（3）生产管理　同其他药品一样，麻醉药品的生产要加强质量管理，必须按GMP要求组织生产，加强质量管理，产品质量必须符合《中国药典》或局颁标准。生产企业生产麻醉药品，应当依照《药品管理法》的规定取得药品批准文号。

（4）产品标识　麻醉药品标识为外方内圆形，圆内有"麻"字样，外方及"麻"字为蓝色，内圆为白色，见图14-1。麻醉药品必须在标签上印有这

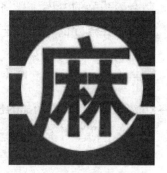

图14-1　麻醉药品成品标识

种标识，标签单独存放，严防与一般药品标签混淆。

8. 如何对麻醉药品的经营与贮存进行管理

（1）经营企业　麻醉药品的经营企业须由各省、自治区、直辖市药品监督管理部门提出，报国务院药品监督管理部门审核批准。定点批发企业须满足《药品管理法》规定的开办条件，以及《麻醉药品和精神药品管理条例》的规定条件，条例规定条件如下。

①有符合《麻醉药品和精神药品管理条例》规定的麻醉药品和精神药品储存条件。

②有通过网络实施企业安全管理和向药品监督管理部门报告经营信息的能力。

③单位及其工作人员 2 年内没有违反有关禁毒的法律、行政法规规定的行为。

④符合国务院药监部门公布的定点批发企业布局。

此外，还应具有保证供应责任区域内医疗机构所需该种药品的能力，并具有保证安全经营的管理制度。

（2）药品经营　此类药品实行政府定价，在制定出厂和批发价格的基础上，逐步实行全国统一零售价格，由国务院价格主管部门制定。经营单位只能按规定限量供应给经药品监督管理部门批准的使用单位，不得向其他单位和个人销售。全国性批发企业可以向区域性批发企业，或者经批准向取得使用资格的医疗机构和其他单位销售麻醉药品。全国性批发企业销售麻醉药品，须经医疗机构所在地省级药监部门批准。

（3）药品贮存　麻醉药品药用原植物种植企业、定点生产企业、全国性批发企业和区域性批发企业以及国家设立的麻醉药品储存单位，应当设置储存麻醉药品的专库。严格执行出入库手续，出入库双人核对，专人负责管理工作，并建立储存麻醉药品的专用账册，做到账物相符，避免原辅料、半成品、成品的流失。专用账册的保存期限应当自药品有效期期满之日起不少于 5 年。

9. 如何对麻醉药品的使用进行管理

麻醉药品由于其具有较强的镇痛、麻醉作用，因而临床使用较普遍，多用于癌症及某些疾病的止痛及手术麻醉。麻醉药品只限于医疗、教学、科研使用。除此之外，一切使用均视为非法。

（1）使用单位购入管理　生产企业需要以麻醉药品为原料生产普通药品的，须向所在地省级药监部门报送年度需求计划，经汇总报国务院药监部门批准后，方可向定点生产企业购买。

科学研究单位、教学单位需要使用此类药品开展实验、教学活动或需要使用标准品和对照品的，须经所在地省级药品监督管理部门批准购买。

需要使用麻醉药品的医疗机构，应满足设有病床并具备进行手术或一定医疗技术条件的要求，须经所在地设区的市级卫生主管部门批准，取得"麻醉药品购用印鉴卡"。凭印鉴卡向本省级行政区域内的定点批发企业购买。设区的市级卫生主管部门应将取得印鉴卡的医疗机构情况抄送所在地设区的市级药品监督管理部门，并报省级卫生主管部门备案。省级卫生主管部门应当将取得印鉴卡的医疗机构名单向本行政区域内的定点批发企业通报。

（2）配制制剂　凡麻醉药品管理范围内的各种制剂，必须向麻醉药品经营单位购用。管理范围内没有的制剂或因医疗单位特殊需要的制剂，有麻醉药品使用权的医疗单位经县以上药品监督管理部门批准，可以自行配制，其他任何单位不得自行配制。

（3）使用管理　医疗机构执业医师需进行麻醉药品使用知识培训、考核，合格后授予"麻醉药品处方资格"，方可开具该类处方（但不得为自己开具该类处方）。该处方资格的执业医师名单及其变更情况需定期报送有关部门。

处方的调配人、核对人应仔细核对，签署姓名，予以登记；对不符合规定的，处方的调配人、核对人应拒绝发药。有此类管制药品使用权的医疗机构建立相应病历，留存患者身份证明复印件，对此类处方专册登记，加强管理。麻醉药品处方至少保存3年。

（4）处方剂量　麻醉药品的每张处方剂量是：注射剂处方为一次用量；片剂、酊剂、糖浆剂等不得超过3日常用量，连续使用不得超过7日；控缓释剂处方不得超过7日常用量。经县级以上医疗单位诊断，确需使用麻醉药品止痛的危重患者（主要用于恶性肿瘤患者）。可由县级以上药品监督管理部门指定的医疗单位，凭医疗诊断书和户籍核发《麻醉药品专用卡》，患者凭专用卡到指定医疗单位按规定开方配药。麻醉药品、精神药品处方用量见表14-1。

表 14-1　麻醉药品、精神药品处方用量

	剂型	一般患者	癌痛、慢性中、重度非癌痛患者
麻醉药品、第一类精神药品	注射剂	一次常用量	不得超过 3 日常用量
	其他剂型	不得超过 3 日常用量	不得超过 7 日常用量
	控缓释制剂	不得超过 7 日常用量	不得超过 15 日常用量

（5）使用原则　合理使用麻醉性镇痛药，解除患者疼痛的疾苦，提高癌症患者的生存质量，避免滥用成瘾对人类造成的危害。世界卫生组织推荐了镇痛药三阶梯用药原则。

第一阶梯：一般疼痛，采用解热消炎镇痛药如阿司匹林、吲哚美辛（消炎痛）、对乙酰氨基酚（扑热息痛）等。

第二阶梯：疼痛持续或增加者，采用弱阿片类镇痛药，如可待因、二氢可待因、曲马多右丙氧芬等。

第三阶梯：疼痛剧烈，可采用强效阿片类镇痛药如吗啡、氢吗啡酮、羟吗啡酮、美沙酮、芬太尼和丁丙诺啡等。第三阶梯一般主要用于恶性肿瘤患者，宜施宽用法用量，应遵循先口服、后注射、按需给药、循序渐进的给药方式，尽可能减少患者痛苦，提高患者的生存质量。

三、精神药品的管理

10. 什么是精神药品

精神药品是指直接作用于人体中枢神经系统，使之兴奋或抑制，连续使用能产生依赖性的药品。

精神药品所产生的药物依赖是精神依赖性，它不同于麻醉药品连续使用所致的身体依赖，停药后不产生戒断症状。

精神依赖性的主要特征如下。

（1）有连续使用某种药物的要求，目的是追求使用该药后所产生的"舒适"效应（欣快感）。

（2）没有加大剂量的趋势或这种趋势很小。

（3）停药后一般不会出现戒断症状。

（4）危害对象主要是用药本人。

11. 精神药品的品种有哪些

根据精神药品使人体产生依赖性的程度和危害人体健康的程度，我国将精神药品分为两大类，其中第一类精神药品比第二类精神药品更易于产生依赖性，且毒性和成瘾性更强。

我国现行使用的《精神药品品种目录》为2013年版，自2014年1月1日起施行，其中所列精神药品共149种。其中，第一类精神药品68种，第二类精神药品81种。

12. 如何对精神药品的研究进行管理

依据《麻醉药品和精神药品管理条例》以及《关于麻醉药品和精神药品实验研究管理规定的通知》，确定了监管细则。其实验研究须具备相应条件，研究计划经国务院药品监督管理部门批准，取得《麻醉药品和精神药品研究立项批件》后方可实施。研究完毕后按《药品注册管理办法》办理，并严格实验品的保管与使用手续，防止流失或乱用。

开展实验研究活动应当具备的条件同麻醉药品，并经国务院药品监督管理部门批准。

第一类精神药品的临床实验，不得以健康人为受试对象。

13. 如何对精神药品的生产进行管理

对精神药品的生产管理，可视精神药品的原料或制剂、第一类精神药品或第二类精神药品采用不同的管理方式。精神药品的原料及第一类精神药品，对其管理的力度与对麻醉药品的管理力度等同。

（1）生产企业　精神药品的原料和第一类精神药品制剂的生产企业，须经所在地省级药监部门初审，由国务院药品监督管理部门批准；从事第二类精神药品制剂生产的企业直接经所在地省级药品监督管理部门批准。未经上述批准的任何单位和个人，均不得从事精神药品的生产活动。

精神药品的定点生产企业具备条件同麻醉药品。

（2）生产计划　精神药品生产单位的年度生产计划，必须经审批后才能实施。精神药品的原料和第一类精神药品制剂的年度生产计划，必须经国务院药品监督管理部门审批后下达；第二类精神药品制剂的年度生产计划，可由省、自治区、直辖市药品监督管理部门审批后下达。生产单位不得擅自更改年度生产计划。定点生产企业应当严格按照年度生产计划安排生产，并依照规定向所在地省、自治区、直辖市人民政府药品监督管理部门报告生产情况。

（3）生产管理 精神药品生产单位应严格按 GMP 要求组织生产，并建立严格的管理制度，设立原料和制剂的专用仓库，指定专人管理，建立生产计划执行情况报告制度，报当地省级药品监督管理部门，并报国务院药品监督管理部门备案，对在生产精神药品过程中产生的废弃物，必须妥善处理。

（4）产品标识 精神药品标识为正四方形，上有"精神药品"字样，其中"神""药"二字为白字绿底，"精""品"二字为绿字白底，绿、白相间，如图 14-2。精神药品的原料及制剂的标签上必须印有这种标识，以免同其他药品混淆。

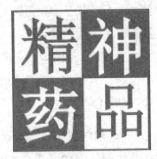

图 14-2 精神药品标识

14. 如何对精神药品的经营与贮存进行管理

依据《麻醉药品和精神药品管理条例》以及《麻醉药品和精神药品经营管理办法》，国家实行定点经营制度。

（1）经营企业 精神药品的经营企业须由各省、自治区、直辖市药品监督管理部门提出，报国务院药品监督管理部门审核批准。定点批发企业须满足《药品管理法》第十五条规定开办条件，以及《麻醉药品和精神药品管理条例》的规定条件，条例规定条件如下。

①有符合《麻醉药品和精神药品管理条例》规定的麻醉药品和精神药品储存条件。

②有通过网络实施企业安全管理和向药品监督管理部门报告经营信息的能力。

③单位及其工作人员 2 年内没有违反有关禁毒的法律、行政法规规定的行为。

④符合国务院药品监督管理部门公布的定点批发企业布局。

此外，还应具有保证供应责任区域内医疗机构所需该种药品的能力，并具有保证安全经营的管理制度。

（2）药品经营 此类药品实行政府定价，在制定出厂和批发价格的基础上，逐步实行全国统一零售价格，由国务院价格主管部门制定。第一类精神药品经营同麻醉药品。

专门从事第二类精神药品批发业务的企业，应当经所在地省级药品监督管理部门批准。全国性批发企业和区域性批发企业都可以从事第二类精神药品批发业务。第二类精神药品可以零售，但需经所在地设区的市级药品监督管理部门，实行统一进货、统一配送、统一管理。第二类精神药品零售企业需凭处方，按规定剂量销售，并将处方保存2年备查。不得向未成年人销售第二类精神药品。

（3）药品贮存　精神药品药用原植物种植企业、定点精神药品生产企业、全国性批发企业和区域性批发企业以及国家设立的精神药品储存单位，应当设置储存精神药品的专库。严格执行出入库手续，配备专人负责管理工作，并建立储存第一类精神药品的专用账册。专库应当安装专用防盗门，双人双锁，具有相应的防火设施、监控设施和报警装置，且报警装置与公安机关报警系统联网。第二类精神药品存放应当在药品库房中设立独立的专库或者专柜储存，并建立专用账册，实行专人管理。专用账册的保存期限应当自药品有效期期满之日起不少于5年。

15. 如何对精神药品的使用进行管理

（1）使用单位购入管理　药品生产企业需要以第一类精神药品为原料生产普通药品的，应当向所在地省、自治区、直辖市人民政府药品监督管理部门报送年度需求计划，由省、自治区、直辖市人民政府药品监督管理部门汇总报国务院药品监督管理部门批准后，向定点生产企业购买。需要以第二类精神药品为原料生产普通药品的药品生产企业，应当将年度需求计划报所在地省、自治区、直辖市人民政府药品监督管理部门，并向定点批发企业或者定点生产企业购买。

科学研究单位、教学单位需要使用此类药品开展实验、教学活动或需要使用标准品和对照品的，须经所在地省级药监部门批准购买。

食品、食品添加剂、化妆品、油漆等非药品生产企业需要使用咖啡因（第二类精神药品）作为原料的，须经所在地省级药品监督管理部门批准购买。

（2）使用管理　医疗机构执业医师需进行第一类精神药品使用知识培训、考核，合格后授予"第一类精神药品处方资格"，方可开具该类处方（但不得为自己开具该类处方）。该处方资格的执业医师名单及其变更情况需定期报送有关部门。执业医师使用专用处方开具此类药品。

处方的调配人、核对人应仔细核对，签署姓名，予以登记；对不符合规定的，处方的调配人、核对人应拒绝发药。有此类管制药品使用权的医疗机构建立相应病历，留存患者身份证明复印件，对此类处方专册登记，加强管理。精神药品处方至少保存 2 年。

（3）使用剂量　医生应当根据医疗需要合理使用精神药品，严禁滥用。除特殊需要外，第一类精神药品的处方：注射剂处方为一次常用量；片剂、酊剂、糖浆剂等不得超过 3 日常用量，连续使用不得超过 7 日；控缓释剂处方不得超过 7 日常用量。第二类精神药品的处方，每次不超过 7 日常用量。

四、医疗用毒性药品的管理

16. 什么是医疗用毒性药品

毒性药品是指毒性剧烈、治疗剂量与中毒剂量相近，使用不当致人中毒或死亡的药品。

毒性药品与毒品不同。非教学、科研、医疗用途而使用的麻醉药品、精神药品被称之为毒品；毒性药品与毒物不同，毒性药品虽具有剧烈毒性，但因其具有药品的功效，因而常用于临床医疗上。而毒物是指具有剧烈毒性却不能用于医疗上的物质，如氰化物等。

17. 医疗用毒性药品的品种有哪些

毒性药品的管理品种，由国家卫生管理部门会同国家药品监督管理部门、国家中医药管理部门规定。其中毒性中药 28 种，毒性西药 11 种。

18. 如何对毒性药品的生产进行管理

（1）生产单位及计划　毒性药品的生产、经营单位，由省、自治区、直辖市药品监督管理部门审查批准。其年度生产、收购、经营和配制计划，由省、自治区、直辖市药品监督管理部门根据医疗需要制定下达，并报国务院药品监督管理部门及国家中医药管理部门备案。生产单位不得擅自改变生产计划。

（2）生产管理

①生产毒性药品的企业必须配有医药专业人员负责生产、配制和质量检验，并建立严格的生产、质量管理制度。

②严防与其他药品混杂或污染其他药品。生产过程中所有盛放毒性药品原料、半成品、成品的容器必须贴有黑白相间并标有"毒"字样的毒性药品标识（图14-3）。

③必须严格执行生产工艺操作规程，在本单位药品检验人员的监督下准确

投料，产品标示量要准确无误．并建立完整的生产记录，保存 5 年备查。

④毒性中药材的炮制，必须按照国家有关规定进行，并达到药用质量要求。

⑤生产毒性药品过程中所用工具容器，必须处理干净，所产生的废弃物，必须妥善处理，不得污染环境。

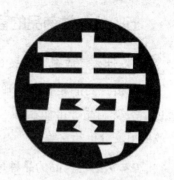

图 14-3　医疗用毒性药品标识

19. 如何对毒性药品的经营进行管理

（1）经营单位　毒性药品的经营单位，由省级药品监督管理部门指定。国营药店、医疗单位可负责配方用药的经营。其他任何单位或个人均不得从事毒性药品的收购、经营和配方活动。

（2）经营管理

①收购、经营、加工和使用毒性药品的单位必须具备划定仓位、专柜加锁的仓贮条件，专人保管，严禁与其他药品混杂。

②建立严格的入库、贮存及出库保管、验收、领发、核对等管理制度，严防收假、收错、发错事故。

③毒性药品的包装容器上必须印有清晰完整的毒性药品标识。在运输毒性药品过程中，应采取有效措施，防止发生事故。

20. 如何对毒性药品的使用进行管理

（1）医疗单位供应和调配毒性药品，应凭医生签名的正式处方；国营药店供应和调配毒性药品，应凭盖有医生所在的医疗单位公章的正式处方。每次处方剂量不得超过 2 日极量。

（2）调配处方时，必须认真负责，计量准确，按医嘱注明使用要求，并由配方人及具有药师以上技术职称的复核人员签名盖章后方可发出，对处方末注明"生用"的毒性中药应付炮制品。药师对处方有疑问时，须经原处方重新审定后再进行调配，处方一次有效，保存 2 年备查。

（3）科研和教学单位所需的毒性药品，必须持单位的证明信，经单位所在地县级以上卫生行政部门批推后，经营单位方能发售。

（4）群众自配民间单、秘、验方需用毒性中药，购买时要持有单位或者城市街道办事处、乡（镇）人民政府的证明信，经营部门方可销售，每次购用量不得超过 2 日极量。

五、放射性药品的管理

21. 什么是放射性药品

放射性药品是指用于临床诊断或者治疗的放射性核素制剂或其标记药物。包括裂变制品、推照制品、加速器制品、放射性同位素发生器及其配套药盒、放射免疫分析药盒等。

22. 放射性药品的品种是如何分类的

我国目前临床医学使用的放射性药品，通常按其所含放射性核素及医疗用途分类。

（1）按核素分类　一类是放射性核素本身即是药物的主要组成部分，如 ^{131}碘、^{125}碘等，是利用其本身的生理、生化或理化特性以达到诊断或治疗的目的；另一类是利用放射性核素标记的药物如 ^{131}I– 邻碘马尿酸钠，其示踪作用是通过被标记物本身的代谢过程来体现的。

（2）按医疗用途分类　我国使用的放射性药品主要用于诊断，即利用放射性药品对人体各脏器进行功能、代谢检查以及动脉和静脉体外显像，只有少量放射性药品才用于治疗各种疾病。如可分为：用于甲状腺疾病的诊断与治疗，用于红细胞寿命测定，用于胃、脑、肾上腺、心肌、肝显像等。

23. 如何对放射性药品生产、经营、运输进行管理

（1）办理《放射性药品生产企业许可证》《放射性药品经营企业许可证》　国家根据需要，对放射性药品实行合理布局，定点生产。申请开办放射性药品生产、经营的企业，应征得国家能源管理部门的同意后，方可按有关规定办理筹建手续。开办放射性药品生产、经营企业必须符合国家的放射卫生防护基本标准，并履行环境影响报告的审批手续，经国家能源管理部门审查同意，卫生管理部门审核批准后，由所在省，自治区、直辖市卫生管理部门发给《放射性药品生产企业许可证》《放射性药品经营企业许可证》。有效期为 5 年，期满前 6 个月，放射性药品生产、经营企业应当分别向原发证的卫生管理部门重新提出申请，审批程序批准后，换发新证。

（2）生产、经营、运输管理

①国家将根据需要，对放射性药品实行合理布局、定点生产。

②放射性药品生产企业生产已有国家标准的放射性药品，必须经卫生管理部门征求国家能源管理部门意见后审核批准，并发给生产批准文号。

③经国家批准的放射性药品生产企业、经营企业的年度生产、经营计划，应报送国家能源管理部门，并抄报国家卫生管理部门。

④生产企业必须建立严格的质量管理制度。不得擅自改变已批准的生产工艺路线和药品质量标准。需改变的必须按原报批程序经国家卫生管理部门批准后方可实施。

⑤经国家卫生管理部门审核批准的含有短半衰期放射性核素的药品，可以边检验边出厂。但发现质量问题时，企业应立即停止生产、销售，并立即通知使用单位停止使用，同时报告国家卫生管理部门和国家能源管理部门。

⑥放射性药品的包装必须安全实用，符合放射性药品质量要求，具有与放射性剂量相适应的防护装置。包装必须分内、外包装，外包装须贴有商标、标签，附有说明书，并印有红黄相间的放射性药品标识（图14-4），内包装必须贴有标签。标签应注明药品品种、放射性比活度、装量。

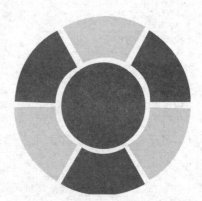

图14-4　放射性药品标识

⑦放射性药品的生产、经营业务由国家能源管理部门统一管理。放射性药品只能销售给获省级公安、环保和卫生管理部门联合发给的《放射性药品使用许可证》的医疗单位。

⑧放射性药品的运输，必须按国家运输部门和邮政部门制定的有关放射性药品运输规定办理。严禁单位和个人随身携带放射性药品乘坐公共交通工具。

24. 如何对放射性药品的使用进行管理

（1）医疗单位必须获省级公安、环保和卫生管理部门联合发给的《放射性药品使用许可证》，才能使用放射性药品。

（2）医疗单位设立的核医学科（室），必须具备与其医疗任务相适应的专业技术人员。非核医学专业技术人员未经培训，不得从事核医学工作，不得使用放射性药品。

（3）医疗单位的核医学科（室），在研究配制放射性制剂并进行临床验证前，应当根据放射性药品的特点，提供该制剂的药理、毒性等试验材料，报省、自治区、直辖市卫生管理部门批准，并报国家卫生管理部门备案。该制剂只限在本单位内使用。

（4）使用放射性药品的医疗单位，必须负责对使用的放射性药品的不良反应情况的收集，并定期向所在地卫生管理部门报告。

（5）放射性药品使用后的废物（包括患者排出物），必须按照国家有关规定妥善处理。

第十五章 中药管理

引　言

我国中药是中华民族在长期的与自然界协作和抗争中积累下来的治病救人的宝贵经验和财富，也是中华文明和精神的结晶。虽然当今医药已经驶入现代化的轨道，但是传统医药在人类维护生命健康工作中所起的作用不可忽视，必须加强管理，发挥其应有的作用。

一、中药管理概述

1. 什么是中药

中药是广义的概念，包括传统中药、民间药（草药）和民族药。

传统中药是指在全国范围内广泛使用，并作为商品在中药市场流通，载于中医药典籍，以传统中医药学理论阐述药理作用并指导临床应用、有独特的理论体系和使用形式，加工炮制比较规范的天然药物及其加工品。

民间药是指草药医生或民间用以防治疾病的天然药物及其加工品，通常根据经验辨证施治，一般是自种、自采、自制、自用，少见或不见于典籍，而且应用地区局限，缺少比较系统的医药学理论及统一的加工炮制规范。

民族药则指我国除汉族外，各少数民族在本民族区域内使用的天然药物，有独特的医药理论体系，以民族医药理论或民族用药经验为指导，多为自采自用，或采用巡回行医售药的经营方式。民族药是我国传统医药体系的重要组成部分，它的存在与发展，不仅丰富了中国医药学主库，也促进了中药的发展。

中药、民间药和民族药三著既有区别，又有紧密的内在联系，在用药方面相互交叉、相互渗透、相互补充，从而丰富和延伸了"中药"的内涵，组成了广义的中药体系。

中药包括三大类：第一类是原药材，包括植物药、动物药、矿物药、合成药；第二类是饮片；第三类是成药。成药又分为纯中药制剂、西药合方制剂和天然药物制剂。

2. 中药管理发展经历了哪些阶段

我国中医药历史悠久，经过几千年的实践和发展，已形成一套完整的理论体系和丰富的实践经验。在鸦片战争前，西药尚未传入我国，治疗疾病主要依靠传统中药。但在国民党政府统治时期，在"废除中医"思想的影响下，中医药饱受歧视，加上战争和交通受阻，中药生产和经营处于萎缩和萧条的状态。新中国成立后，党和人民政府提出了"以中医为主、西医为辅，中西医并举"的方针，使中医药逐步得到恢复和发展。尤其是党的十一届三中全会以后，我国的中药事业进入快速发展的轨道，取得了巨大的成就。

（1）1949年至1978年阶段　建国初期，旧中国遗留下来的中西医对立以及对中医中药的歧视现象，没有得到及时的纠正，阻碍了中医中药的健康发展。1950~1954年，中药主要是私人经营，国营商业中只有土产公司和供销合作社经营部分大宗药材的收购、批发业务。国家对中药的产销经营缺乏统一领导管理，中药材生产的恢复和发展缓慢，中药供不应求的状况突出。

1953年，根据中共中央的指示精神，开始纠正干部中轻视中医中药的思想和一些对中医中药不适当的规定。由于中药涉及多部门，为了协调工作，分工负责，加强联系，由中央卫生部、商业部、农业部、林业部、中国科学院、全国合作总社等单位组成了中药管理委员会。由卫生部负主要责任，统一管理中药的生产和研究工作。

1955年3月，商业部成立了中国药材公司，各地也相继成立了省、自治区、直辖市药材公司和地、市、县药材公司，实行统一经营、统一管理和统一核算，从此结束了中药材分散经营和私营商业起主要作用的局面。中药由一家一户的分散经营，走上了国家统一管理、统一经营的轨道。

1973年，国务院批转了国家计委、商业部《关于改进中成药质量的报告》。该报告要求，加强中成药生产的技术改造和科学研究，努力提高生产技术，提高产品质量，力争在短期内改变中成药生产的落后面貌，促进中成药生产进入到一个新的发展阶段。1978年，国务院决定成立国家医药管理总局。此后中药行业由商业部移交国家医药管理总局管理，恢复中国药材公司建制。到1980年底，中成药工业体系基本形成，为以后的中药产业发展奠定了良好的基础。

（2）1978 年至今的阶段　党的十一届三中全会以后，中药产销经营首先从调整中药材生产着手，积极发展紧缺药材生产。随着农村经济体制的改革，中药材生产逐步从集中转向分散。1985 年《中华人民共和国药品管理法》的颁布，标志着我国包括中药在内的药品管理体制开始走向规范化、法制化轨道，加快了中药管理立法工作的进程。

1988 年，国务院决定成立国家中医药管理局，标志着我国传统医药首次有了中央一级的专门管理机构。"七五"期间，国家中医药管理部门进一步推动了中药行业的深化改革，强化了中药质量的管理，推动中药生产经营全面、健康发展。中成药工业保持了生产持续、稳定、大幅度增长的势头，产品结构、产业结构在发展中得到一定调整，包括中药农业、工业和商业在内的产业规模经济逐渐形成。

1996 年我国经济进入"九五"发展时期。1997 年 1 月印发的《中共中央、国务院关于卫生改革与发展的决定》中，对中药今后一个时期的改革与发展任务作出了明确规定，即："积极发展中药产业，推进中药生产现代化"。

1998 年 3 月召开的全国人民代表大会，将"中西医并重"写入了国家宪法。同年，国家药品监督管理局（现国家食品药品监督管理总局）成立。新组建的国家药品监督管理局将原来中医药管理局对中药的监管职能纳入进来，统一行使中西药品的执法监管职能。中药产业的行业管理工作归国家经济贸易委员会。中药的各项事业更加蓬勃地发展起来。

这一阶段至今，我国出台了一系列条例，例如 1987 年出台的《野生药材资源保护管理条例》，1993 年开始施行的《中药品种保护条例》，2003 年通过的《中华人民共和国中医药条例》。近几年，中国政府把中医药发展提升到国家战略高度，中医药界期盼多年的《中医药法》于 2016 年 12 月 25 日第十二届全国人民代表大会常务委员会第二十五次会议通过，自 2017 年 7 月 1 日起施行。《中医药法》将成为我国起草的第一部关于中医药的国家法律。

3. 中药管理的现实意义是什么

2002 年 11 月初，国务院办公厅转发了由科技部、国家计委、国家经贸委、卫生部、国家药品监督管理局、国家中医药管理局、国家知识产权局和中国科学院等八部门共同编制的我国第一部中药现代化发展的纲领性文件——《中药现代化发展纲要》。这是中药管理上的重要的里程碑，《纲要》提出："坚持'继承创新、跨越发展'的方针，依靠科技进步和技术创新，构筑国家现代中药创新体系。"《纲要》颁布后，全国各地均不同程度地强化了对中药现代化工作的领导和协调力度。

医药政策陆续出台，对全面振兴中药事业发展，加快医药卫生体制改革，构建中国特色医药卫生体系产生重要的推动作用。在 2012 年，国家中医药管理局编制了《中医药标准化中长期发展规划纲要（2011~2020 年）》，作为"十二五"及今后一个时期指导中医药标准化工作的基本依据。2015 年 4 月，国务院发布两个重要文件——《中医药健康服务发展规划（2015~2020）》和《中药材保护和发展规划（2015~2020 年）》；12 月，《中医药法（草案）》首获国务院通过，并进入人大审议。2016 年 2 月末，国务院发布《中医药发展战略规划纲要（2016~2030 年）》，这是继 2009 年 4 月出台国务院关于扶持和促进中医药事业发展若干意见后，国务院又一次就中医药工作进行全面部署，此战略是中医药事业发展的又一个里程碑。中药管理的发展是我国现代中药事业发展的重要基础，推动了我国中药事业的全面、健康发展。

4. GAP 的内容和特点是什么

中药材 GAP 是 good agricultural practice 的缩写，直译为"良好的农业规范"（因为中药材栽培或饲养主要属于农业范畴），在中药行业译为"中药材生产质量管理规范"。它是我国中药制药企业实施的 GMP 重要配套工程，是药学和农学结合的产物，是确保中药质量的一项绿色工程和阳光工程。我国《中药材生产质量管理规范（试行）》于 2002 年 3 月 18 日经国家药品监督管理局局务会议审议通过，并于 2002 年 6 月 1 日起施行。其内容有 10 章 57 条，包括从产前（如种子品质标准化）、产中（如生产技术管理各个环节标准化）到产后（如加工、贮运等标准化）的全过程，都要遵循规范，从而形成一套完整而科学的管理体系。

我国中药材 GAP 主要内容和特点如下。

（1）GAP 的内容　第一章总则，说明中药材 GAP 的目的、意义和实施范围 1~3 条；第二章产地生态环境；第三章种质和繁殖材料；第四章栽培与养殖管理；第五章采收与初加工；第六章包装、运输与贮藏，规定了包装记录、包装材料、批量运输，贮藏条件等的要求；第七章质量管理；第八章人员和设备；第九章文件管理；第十章，附则。实施中药材 GAP 目的是规范中药材生产全过程，从源头上控制中药饮片，中成药及保健药品，保健食品的质量，并和国际接轨，以达到药材"真实、优质、稳定、可控"的目的。中药材 GAP 内容包括中药材的产地环境生态；对大气、水质、土壤环境生态因子的要求；种质和繁殖材料；物种鉴定、种质资源的优质化；优良的栽培技术措施，重点是田间管理和病虫害防治采收与产地加工，确定适宜采收期及产地加工技术、包装、运输、贮藏、质量管理等系统原理。

（2）GAP的特点 我国中药材GAP是在研究吸取国外中药材GAP经验的基础上形成，同时抓住中药传统生产管理经营的精髓和特点。因此中药材生产管理和采收加工等规程具有非常丰富的内容，传统经验在中药材GAP中应得到充分体现，这也是中国特色本质和核心。其特点可总结为以下几个方面。首先，GAP内容广泛、复杂，涉及中药学、生物学、农学及管理科学等，GAP的核心是"规范生产过程以保证药材的质量安全、有效、稳定、可控"，各条款紧紧围绕药材质量及可能影响质量的内、外在因素的调控而制定。第二，GAP的制定既吸取外国先进经验，尽量与国际接轨，又与中国实际情况相结合。既要保持中国传统医药特色，如强调地道药材和传统的栽培技术及加工方法等，又提出要学习世界先进经验，如生产技术和管理等。第三，GAP涵盖的不仅仅是栽培的药用植物及家养药用动物，还包括野生的药用植物和动物，这是根据中国实际情况而定的，因为目前我国野生药材还占有相当大的比重。第四，中药材是防治疾病的武器，选用新技术、新工艺，吸取新品种一定要符合安全、有效原则。生物技术、转基因品种应经过认真鉴定和安全评价。

5. 实行 GAP 的目的和意义是什么

实施中药材GAP的核心目的就是：对药材生产实施全面质量管理，最大限度地保证药材内在质量的可靠性、稳定性。由此延伸到中药科研、生产、流通的所有质量领域，为整个中药材质量体系打下基础。一方面实施GAP可以大力促进中药材标准制定工作，即通过对药材生产全过程规范管理，得到质量稳定的药材，为标准制定提供可靠供试品，保证药材标准科学、合理。例如，经过对丹参的生长环境、种质评定、施肥、病虫害防治、采收加工、产品质量检验等各个环节的研究有利于对丹参药典标准的制定。另一方面，通过大力发展药材规范生产，能够合理开发野生药材资源，走可持续发展道路。此外，通过实施GAP可以促进形成一种不断提高药材质量新机制，即在政府部门引导下，促进企业自主进行有目的、有效益的药材质量研究，在这一点上，GAP和GMP有极其相似之处。现在陕西丹参种植基地已经形成了"企业＋科研＋基地"的产业化发展模式，建成规范化、标准化丹参、柴胡等基地近万亩，带动农民走上了"种药材，奔小康"的致富之路。

实施中药材 GAP 对于促进中医药产业的发展具有十分重要的意义，具体来说是"六个需要"：一是促进中药标准化、集约化、现代化和国际化的需要；二是促进中药制药企业、中药商业规模化健康发展的需要；三是促进农业生产结构调整和促进中药农业产业化的需要；四是改善生态环境获取生态效益，走可持续发展道路的需要；五是增加农民收入，促进地方经济发展的需要；六是逐步建立中药材规范化生产体系，提高地道药材质量和市场竞争力的需要。

GAP 能促进中药材可持续发展。我国是中药材资源大国，种类和数量均为世界之首。据全国普查统计，我国中药材种类达 12807 种，其中植物药 11146 种，动物药 1581 种，矿物药 80 种。但在植物药、动物药中人工栽培药用植物仅 200 种，人工养殖药用动物仅 30 种。因此，许多中药材要靠采集野生资源来供应临床、制药生产等需求。一旦发生自然灾害或者开发利用不合理，就会发生供应短缺，甚至资源枯竭。通过实施中药材 GAP，大力发展药材规范生产，禁止滥采、乱捕和过度使用，从而走上中药材生产可持续发展道路，保证我国中药材资源永续利用。

制定和实施中药材 GAP 是促进农业产业结构调整的重要措施，实施中药材 GAP 是解决我国中药材生产长期存在众多问题的关键。我国中药材生产长期存在的问题主要表现在：盲目引种扩大，种质混乱；野生资源破坏严重；生产管理缺乏科学性，规格标准不规范，农药残留和重金属含量超标；采收、加工、包装、贮运粗放；生产和销售严重脱节等。通过实施中药材 GAP，便可从品种的选择到规范化种植，从提高质量标准到优化中药材基地组织形式，从配套生物医药技术到加强网络信息化建设等各个方面，即从中药材生产的全过程及相关的各个环节进行标准化和规范化生产，最大限度地保证药材内在质量的可行性、稳定性以达到药材质量"安全、有效、稳定、可控"的目的。

6. 中药材 GAP 的实施现状和任务是什么

实施中药材 GAP 的一段时间，全国药材基地建设热潮空前高涨，各地政府结合当地农业产业结构调整，把调整目标定位于药材种植，大力引导农民发展大面积药材种植，农民也认为"要发财，种药材"，一哄而上，大打种药之仗，加之 GAP 指导原则贯彻实施力度不够，农民缺乏市场信息引导和规范化操作技术指导，使许多地区的药材种植背离了 GAP 原则，出现盲目、混乱局面，其结果使药材生产质量难以达到标准化、稳定化、绿色无污染的要求，不能满足制药企业对中药材原料的需求和中药现代化的需要。近年来，随着中药材 GAP 实施的逐步完善，经验的不断积累，全国医药界高度重视，各地政府、科研机构、医药企业竞相承担中药材管理规范的研究工作，实施 GAP 工程的中药材品种越来越多，品种区域分布根据全国中药区划系统进行安排。作为全国中药材生产基地布局和总体规划的参考依据总结提出中药材 GAP 和生产基地确定的两个最重要原则，一是"因地制宜，分类指导，统一规划，合理布局"的总原则，二是"因品种制宜，尊重自然规律，尊重经济规律"的指导原则。强调按照每种药材生物学、生态学特性，选择适当的土壤和地理环境，以确定实施 GAP 中药材的区域布局。我国中药材质量管理规范正在逐步走向成熟。

长期以来，我国药材供应链中的库存各自为政，供应链中的每个环节各有自己的策略，药材信息传递速度慢，且易失真，难于从整体上把握药材数量、质量，不可避免地产生需求的扭曲现象。需求放大现象加重了药农的种植风险和原药材供应商的库存风险，受到重创的药农往往变换种植品种，其结果又产生原药材供给不足，致使国内药材供需呈现不稳定性。药材库存管理缺乏统一的库存控制方法，药材供需信息的不对称阻碍了中药材市场的良性发展。2016年 1 月发布的《全国中药材物流基地规划建设指引》将原有 25 个物流基地扩展为 88 个，涉及到全国 32 个产地集散地。基地将实施中药材集约化统一粗加工，通过统一的中药材物流信息管理系统、严格实施中药材物流信息管理。

我国中药面临着前所未有的形式，这既是机遇，也是对挑战，我们的任务是把握好中药材生产的各个环节：优化生境布局，选育优良品种，规范饲养栽培，预防病害虫害，适时采收加工，安全贮藏运输，严格质检认证，并以企业为主体，市场为导向，科技为依托，种养为基础，协作为纽带，政策为保证，按照国家食品药品监督管理部门的要求，生产出无污染、无残毒，符合国际"绿色食品"标准的优质中药材即"绿色中药材"，为进一步扩大我国的无公害绿色中药材生产，全面拓展国际市场，加速我国中药材国际化做出贡献。

7. 为什么要进行 GAP 认证管理

GAP 认证已在国际上得到广泛认可，实施 GAP 认证成为农产品国际贸易中增强国际互信，消除技术壁垒的一项重要措施。申请人向具有资质的认证机构提出认证申请后，应与认证机构签订认证合同获得认证机构授予的认证申请注册号码；检查人员通过现场检查和审核所适用的控制点的符合性，并完成检查报告；认证机构在完成对检查报告、文件化的纠正措施或跟踪评价结果评审后作出是否颁发证书的决定。

为提高中药材的质量，能够使我国中药这一传统产业进入世界主流市场，2002年4月国家食品药品监督管理局发布了《中药材生产质量管理规范（试行）》（即GAP认证）。国家食品药品监督管理局决定于2003年11月1日起正式接受企业的中药材GAP认证申请，这标志着我国中药材GAP工作进入一个标准化管理阶段。中药材GAP认证是从保证中药材质量出发，控制影响药材质量的各种因素，规范药材各个生产环节乃至全过程，以达到药材"真实、优质、稳定、可控"的目的，其核心是对中药材生产全过程的控制。

8. GAP认证管理的主要内容是什么

GAP认证管理主要根据《药品管理法》及《药品管理法实施条例》的有关规定，为加强中药材生产的监督管理，规范《中药材生产质量管理规范（试行）》的实施而制定的。

国家食品药品监督管理部门负责全国中药材GAP认证工作；负责中药材GAP认证检查评定标准及相关文件的制定、修订工作；负责中药材GAP认证检查员的培训、考核和聘任等管理工作，承担中药材GAP认证的具体工作。

省、自治区、直辖市食品药品监督管理部门负责本行政区域内中药材生产企业的GAP认证申报资料初审和通过中药材GAP认证企业的日常监督管理工作。

申请中药材GAP认证的中药材生产企业，其申报的品种至少完成一个生产周期。申报时需填写《中药材GAP认证申请表》（一式二份），并向所在省、自治区、直辖市食品药品监督管理部门提交以下资料。

（1）《营业执照》（复印件）。

（2）申报品种的种植（养殖）历史和规模、产地生态环境、品种来源及鉴定、种质来源、野生资源分布情况和中药材动植物生长习性资料、良种繁育情况、适宜采收时间（采收年限、采收期）及确定依据、病虫害综合防治情况、中药材质量控制及评价情况等。

（3）中药材生产企业概况，包括组织形式并附组织机构图（注明各部门名称及职责）、运营机制、人员结构，企业负责人、生产和质量部门负责人背景资料（包括专业、学历和经历）、人员培训情况等。

（4）种植（养殖）流程图及关键技术控制点。

（5）种植（养殖）区域布置图（标明规模、产量、范围）。

（6）种植（养殖）地点选择依据及标准。

（7）产地生态环境检测报告（包括土壤、灌溉水、大气环境）、品种来源鉴定报告、法定及企业内控质量标准（包括质量标准依据及起草说明）、取样方法及质量检测报告书，历年来质量控制及检测情况。

（8）中药材生产管理、质量管理文件目录。

（9）企业实施中药材 GAP 自查情况总结资料。

国家食品药品监督管理部门和省级食品药品监督管理部门根据 GAP 标准和 GAP 认证程序对实施 GAP 的单位进行认证和检查。

9. 取消 GAP 认证的意义是什么

2016 年 2 月，国务院印发《关于取消 13 项国务院部门行政许可事项的决定》，规定取消中药材生产质量管理规范（GAP）认证。中药材 GAP 作为一项旨在推动药材规范化种植、保证药材质量的非强制性行业标准，自 2002 年起至今，已有 10 余年。对于企业指导和监督农户对中药材种子资源、种植环境、农药使用、种植技术以及包装储运条件等关键点进行严格控制和规范管理，全面保证和提高中药材的质量，使得不同产地、不同批次的药材的质量稳定，具有重要意义。

但目前真正按照 GAP 规范来种植的中药材基地并不多，一部分企业就是为了应付认证而认证。中药材 GAP 种植成本太高，而 GAP 和非 GAP 的药材价格并没有差异对待。很多企业的中药材 GAP 种植基地尽管通过了认证，实际上还是继续采购基地周边的药材，"GAP 认证已经变相成为企业的营销手段"。

中药材 GAP 认证的出发点很好，但与实际情况出入很大，并没有起到净化源头的作用，市场上中药材质量依旧是参差不齐。如 2014 年，国家食品药品监督管理部门开展了一场针对中药材和饮片的抽检行动，抽取蒲黄、柴胡等 10 个品种 772 批样品，经检验发现 93 批不符合标准规定，染色、增重、掺伪、掺杂等问题仍然比较突出。

二、中药饮片质量管理

10. 什么是中药饮片

中药饮片是中药材经过按中医药理论、中药炮制方法，经过加工炮制后的，可直接用于中医临床的中药。这个概念表明，中药材、中药饮片并没有绝对的界限，中药饮片包括了部分经产地加工的中药切片（包括切段、块、瓣），原形药材饮片以及经过切制（在产地加工的基础上）、炮制的饮片。对于前两类，管理上应视为中药材，只是根据中医药理论在配方、制剂时作饮片理解。而管理意义上的饮片概念应理解为："根据调配或制剂的需要，对经产地加工的净药材进一步切制、炮制而成的成品称为中药饮片"。

11. 中药饮片的炮制标准是什么

《药品管理法》第十条规定："中药饮片必须按照国家药品标准炮制；国家药品标准没有规定的，必须按照省、自治区、直辖市人民政府药品监督管理部门制定的炮制规范炮制。"

虽然相关部门明文规定，中药饮片必须按照国家药品标准炮制，国家药品标准未规定的，按地方制定的规范炮制，但在实际生产过程中，国家标准与地方标准、地方标准与地方标准之间在基源、名称、炮制规格及炮制方法等方面的差别甚大，矛盾之处较多，"一药数法""各地各法"的现象普遍存在。

一旦炮制不规范，饮片质量的稳定性就得不到保证。饮片产地与加工方法、炮制辅料的选择和用量、炮制工艺是否合理、炮制火候是否到位等关键因素，均影响饮片的质量和临床疗效，而科学规范的炮制方法能起到减毒增效的作用，反之则会导致药材有效成分的散失，进而降低疗效，甚至增加饮片的毒副作用。

以临床大量使用的品种熟地为例。北京的炮制规范是加入黄酒为炮制辅料蒸，上海的规范是用白开水蒸就可以了。有临床专家做过相关研究，发现用黄酒蒸后再进行下一道工序的熟地临床疗效更好，且不易发霉变质。为减少毒性，朱砂的炮制工艺一般是"水飞"，但藏医药、蒙医药的加工方法却是用"酸奶飞"，据对比，后种加工方法可使朱砂中的游离汞含量更低。

缺乏统一的质量检测标准，亦是造成中药饮片质量不稳定的重要原因。据了解，一直以来，饮片的质量层次判断只是用外观性状观察（包括眼看、口尝、鼻闻、手摸等传统经验），以及一些简单的理化方式鉴别，很少有专属性鉴别，更谈不上指标成分的含量测定。有些饮片甚至根据标准无法检验出是否被提取过。

12. 中药饮片质量标准的现状是什么

自1984年我国颁布了第一部药品立法《中华人民共和国药品管理法》，确立了中药饮片的地位之后，各省卫生行政部门根据各地的用药习惯，制定了各自辖区《中药饮片炮制规范》。在中药饮片质量标准方面存在的主要问题为：检验标准不统一；检测项目不全。凡现行国家标准已有规定的尽量完善其标准，使之更符合检验要求和中药现代化的要求；对现行国家药品标准没有收载的品种，各地除遵照地方炮制规范外，还应按照现行《中国药典》进行检验，尽可能开展"鉴别""检查""含量测定"等项检测，有条件的还应进行农药残留测定，提高中药饮片质量控制的水平。

事实上，为了进一步加强中药饮片监督管理，完善中药饮片质量控制体系，国家药典委员会按照国家食品药品监督管理部门工作部署，组织开展《全国中药饮片炮制规范》编制工作。本着"统一规划""求同存异""分步实施"的原则，目前已完成第一批 92 个中药饮片炮制规范草案。第一批品种炮制规范技术研究工作主要按照科研课题方式，组织国内 10 家在炮制领域有多年科研基础的科研院所和高校作为牵头研究起草单位，16 家省级药品检验机构、8 家中药饮片生产企业作为协作参与单位，共同完成了 217 种饮片炮制规范、20 种常用炮制工艺规范及操作规程、5 种常用炮制辅料标准的研究起草任务和品种草案的技术研究工作。目前，已组织相关药典委员和炮制专家按照《全国中药饮片炮制规范草案技术审核要点》完成对上报的 217 个品种草案及操作规程研究资料的技术初审、审核后发补、二次审核等工作。第一批共有 92 个品种通过了专家会议技术审核。

13. 中药饮片行业发展过程中存在哪些问题

中药材、中药饮片与中成药共同形成中药的三大支柱。中药饮片是中医药疗效的基础，目前我国很重视中药饮片的应用，国家基本药物目录和医疗保险目录都已将中药饮片列入其中，并按处方药管理，其质量直接影响着中医临床用药的安全性。

近年来，我国规模以上中药饮片加工企业数量呈逐年上升的趋势，规模以上中药饮片加工企业资产总计呈逐年增长趋势，随着中药饮片的稳定发展，其质量问题为中药类产品的发展带来了很多负面影响。

中药饮片行业发展过程中所存在的一些问题是：竞争激烈、企业规模小、设备简陋、管理粗放，严重影响了饮片的质量。近年来全国各地的中药材批发市场，大量违规经营饮片而非药材（部分市场违规销售的饮片甚至高达中药材市场总销售额的 2/3），非法供应中药饮片给医院；注册的中药饮片生产企业中，绝大多数是作坊式的加工点，而优势企业由于成本处于劣势，市场占有率很低。同时对中药材加工销售监管不力加剧了市场的混乱程度，受利益驱动，一些人私下进行炮制加工中药饮片并销售。而有些不规范的中药饮片企业为降低成本，也转而从市场大量收购饮片。

14. 中药饮片 GMP 认证现状是什么

2002 年以后，国家食品药品管理局就开始加大了对中药饮片市场的整治力度，不允许个体药商经营饮片，对个体饮片加工厂也依法取缔，并且加大了中药饮片企业规范化生产的要求。

2009 年，国务院印发了《国务院关于扶持和促进中医药事业发展的若干意见》，提出要加强中药管理，加强对饮片生产质量和流通的监督。2011 年，原国家食品药品监督管理局、原卫生部、国家中医药管理局联合印发了《关于加强中药饮片监督管理的通知》，要求强化中药饮片生产、流通及使用环节的日常监管工作，加大中药饮片抽查和检查力度，强化中药饮片生产、经营企业和医疗机构药房饮片质量的监管，强化医疗机构使用中药饮片的监督。为了保证中药饮片的质量，生产出质量合格的产品，自 2010 年版《药品生产质量管理规范》施行以来，中药饮片生产企业高度重视 GMP 工作，都争取能顺利通过认证。

根据 2010 年版《药品生产质量管理规范》（GMP）认证要求，中药饮片生产企业在 2015 年 12 月 31 日前必须通过国家新版 GMP 认证，否则不得继续生产。而由于质量问题频发，不少企业被收回了 GMP 证书。2014 年，国家食品药品监督管理部门共收回了 50 家药企 GMP 证书，其中 20 家为中药饮片企业，占 40%；2015 年第 1 季度，又收回了 21 家药企 GMP 证书，其中 17 家为中药饮片企业，占 80%。目前，我国通过 GMP 认证的中药饮片企业有 900 余家。但是随着时间的推移，一些企业对 GMP 的实质理解不透彻，个别企业取得 GMP 证书后，放松了对中药饮片质量的严格管理；甚至由于中药材价格飙升，个别企业并不按 GMP 要求生产，出现了外购散装饮片、加工包装等行为。这也就意味着，GMP 认证工作仅流于形式，并没有起到其应有的作用。据统计数据显示，2013 年 9 月至 2014 年 9 月，至少有 44 家中药饮片生产企业的 GMP 证书被收回，其中 1 家被注销。另外，GMP 证书被收回之后，该企业会有一段被要求整改的时间，这期间将被暂停中药饮片生产，须经全面整改并通过检查合格后，药品监督管理部门才会再次发回证书。但在国家食品药品监督管理总局官方网站上，很少看到再次发回证书的公告，这就意味着涉事企业可能一直处于停产状态，这对企业生产经营的影响不言而喻。在被收回的 44 张 GMP 证书中，有 16 家企业的认证范围为中药饮片，占总数的 36.4%，表明中药饮片生产已成为 GMP 规范化生产的"重灾区"。

据了解，中药饮片 GMP 认证项目共有 111 项，其中关键项目 18 项。要通过认证，就得按要求进行厂房改造和生产流程控制，引进相关的生产及检测设备。与这一门槛形成鲜明对比的是，我国传统的中药饮片都是在简陋的作坊里加工出来的，老祖宗传下来的蒸、炒、炙、煅等加工方法对加工器械的要求也并不高，这导致很多中药饮片生产企业条件简陋，设备落后，人员素质偏低。

而对于这些企业来说，中药饮片厂 GMP 认证这种耗资巨大、技术含量高的系统工程，其认证费用甚至相当于这些企业一年的盈利，大多数中小企业不得不选择退出。

因此，要解决上面的问题，GMP 改造至为重要。对我国目前的中药饮片生产结构进行大规模调整，淘汰一大部分企业，尤其是一批"家庭作坊式"的小企业。这些企业的退出将形成巨大的市场空间。我国中药饮片 GMP 认证不断规范，优质的龙头企业在这个过程中，一方面可以迅速占领退出企业的市场，扩大市场份额；另一方面，也可以通过资本投资等多种形式打通上下游产业链。

15. 中药饮片产业 GMP 发展趋势是什么

随着 GMP 在中药生产企业的实施，中药产业的规范化程度较以往已有大幅度提高，行业内"多、小、散、乱"的局面已有显著改善。可以预见，今后中药产业的发展将愈加规范化，包括中药材种植、中药饮片炮制、中药商业等各个环节。

另外，规范化发展将渗透至中药产业的各个方面，包括：中药农业的产业化经营和规范化生产，这是中药产业的基础，为整个产业提供原料和物质基础；中药饮片炮制的规范化和质量标准规范化；中成药工业生产的规范化；中药商业的规范化等。

针对中药饮片生产的现状，为提升中药饮片的质量，加强对中药饮片的生产监督管理，国家食品药品监督管理部门提出了对中药饮片实行 GMP 强制认证。这是确保中药饮片质量稳定、安全和有效的一种科学、先进的管理手段，对我国中药饮片行业健康有序地发展起到很大的促进作用，具有非常深远的意义。

三、中药保护

16.《野生药材资源保护管理条例》的主要内容是什么

《野生药材资源保护管理条例》是我国对药用野生动植物资源进行保护管理的行政法规。1987 年 10 月 30 日由国务院发布，自 1987 年 12 月 1 日起施行。我国野生药材资源极为丰富，但乱采滥猎情况十分严重。为保护和合理利用野生药材资源，《野生药材资源保护管理条例》对野生药材资源的管理原则、国家重点保护的野生药材物种、野生药材的采猎规则、野生药材资源保护区的建立和管理、野生药材的经营管理和出口、野生药材的价格、等级标准、奖励和处罚等作了规定。《野生药材资源保护管理条例》宣布，国家对野生药材实行保护、采猎相结合的原则，并创造条件开展人工培养。

为保护和合理利用野生药材资源，适应人民医疗保健事业的需要，特制定本条例。中华人民共和国境内采猎、经营野生药材的任何单位或个人，除国家另有规定外，都必须遵守本条例。

（1）对野生资源保护等级的划分和保护措施　国家对野生药材资源实行保护、采猎相结合的原则，并创造条件开展人工种养。国家重点保护的野生药材物种分为三级。

一级：濒临灭绝状态的稀有珍贵野生药材物种（以下简称一级保护野生药材物种）。

二级：分布区域缩小、资源处于衰竭状态的重要野生药材物种（以下简称二级保护野生药材物种）。

三级：资源严重减少的主要常用野生药材物种（以下简称三级保护野生药材物种）。

国家重点保护的野生药材物种名录，由国家医药管理部门会同国务院野生动物、植物管理部门制定。在国家重点保护的野生药材物种名录之外，需要增加的野生药材保护物种，由省、自治区、直辖市人民政府制定并抄送国家医药管理部门备案。禁止采猎一级保护野生药材物种。

采猎、收购二、三级保护野生药材物种的，必须按照批准的计划执行。该计划由县以上（含县，下同）医药管理部门（含当地人民政府授权管理该项工作的有关部门，下同）会同同级野生动物、植物管理部门制定，报上一级医药管理部门批准。

采猎二、三级保护野生药材物种的，不得在禁止采猎区、禁止采猎期进行采猎，不得使用禁用工具进行采猎。

前款关于禁止采猎区、禁止采猎期和禁止使用的工具，由县以上医药管理部门会同同级野生动物、植物管理部门确定。采猎二、三级保护野生药材物种的，必须持有采药证。取得采药证后，需要进行采伐或狩猎的，必须分别向有关部门申请采伐证或狩猎证。

采药证的格式由国家医药管理部门确定。采药证由县以上医药管理部门会同级野生动物，植物管理部门核发。采伐证和狩猎证的核发，按照国家有关规定办理。

（2）对野生药材资源的利用　建立国家或地方野生药材资源保护区，需经国务院或县以上地方人民政府批准。在国家或地方自然保护区内建立野生药材资源保护区，必须征得国家或地方自然保护区主管部门的同意。进入野生药材资源保护区从事科研、教学、旅游等活动的，必须经该保护区管理部门批准。进入设在国家或地方自然保护区范围内野生药材资源保护区的，还须征得该自然保护区主管部门的同意。

一级保护野生药材物种属于自然淘汰的，其药用部分由各级药材公司负责经营管理，但不得出口。

二、三级保护野生药材物种属于国家计划管理的品种，由中国药材公司统一经营管理；其余品种由产地县药材公司或其委托单位按照计划收购。二、三级保护野生药材物种的药用部分，除国家另有规定外，实行限量出口。

实行限量出口和出口许可证制度的品种，由国家医药管理部门会同国务院有关部门确定。野生药材的规格、等级标准，由国家医药管理部门会同国务院有关部门制定。

17.《中药品种保护条例》的主要内容是什么

为了提高中药品种的质量，保护中药生产企业的合法权益，促进中药事业的发展，制定本条例。本条例适用于中国境内生产制造的中药品种，包括中成药、天然药物的提取物及其制剂和中药人工制成品。申请专利的中药品种，依照专利法的规定办理，不适用本条例。

国家鼓励研制开发临床有效的中药品种，对质量稳定、疗效确切的中药品种实行分级保护制度。国务院卫生行政部门负责全国中药品种保护的监督管理工作。国家中药生产经营主管部门协同管理全国中药品种的保护工作。

（1）中药保护品种等级的划分　依照本条例受保护的中药品种，必须是列入国家药品标准的品种。经国务院卫生行政部门认定，列为省、自治区、直辖市药品标准的品种，也可以申请保护。

受保护的中药品种分为一、二级。符合下列条件之一的中药品种，可以申请一级保护：对特定疾病有特殊疗效的；相当于国家一级保护野生药材物种的人工制成品；用于预防和治疗特殊疾病的。

符合下列条件之一的中药品种，可以申请二级保护：符合本条例第六条规定的品种或者已经解除一级保护的品种；对特定疾病有显著疗效的；从天然药物中提取的有效物质及特殊制剂。

国务院卫生行政部门批准的新药，按照国务院卫生行政部门规定的保护期给予保护；其中，符合本条例第六条、第七条规定的，在国务院卫生行政部门批准的保护期限届满前6个月，可以重新依照本条例的规定申请保护。

（2）申请办理中药品种保护的程序

①中药生产企业可以向所在地省、自治区、直辖市中药生产经营主管部门提出申请，经中药生产经营主管部门签署意见后转送同级卫生行政部门，由省、自治区、直辖市卫生行政部门初审签署意见后，报国务院卫生行政部门。特殊情况下，中药生产企业也可以直接向国家中药生产经营主管部门提出申请，由国家中药生产经营主管部门签署意见后转送国务院卫生行政部门，或者直接向国务院卫生行政部门提出申请。

②国务院卫生行政部门委托国家中药品种保护审评委员会负责对申请保护的中药品种进行审评。国家中药品种保护审评委员会应当自接到申请报告书之日起6个月内作出审评结论。

③根据国家中药品种保护审评委员会的审评结论，由国务院卫生行政部门征求国家中药生产经营主管部门的意见后决定是否给予保护。批准保护的中药品种，由国务院卫生行政部门发给《中药保护品种证书》。

国务院卫生行政部门负责组织国家中药品种保护审评委员会，委员会成员由国务院卫生行政部门与国家中药生产经营主管部门协商后，聘请中医药方面的医疗、科研、检验及经营、管理专家担任。申请中药品种保护的企业，应当按照国务院卫生行政部门的规定，向国家中药品种保护审评委员会提交完整的资料。对批准保护的中药品种以及保护期满的中药品种，由国务院卫生行政部门在指定的专业报刊上予以公告。

（3）中药保护品种的保护

中药保护品种的保护期限：中药一级保护品种分别为30年、20年、10年。中药二级保护品种为7年。

中药一级保护品种的处方组成、工艺制法，在保护期限内由获得《中药保护品种证书》的生产企业和有关的药品生产经营主管部门、卫生行政部门及有关单位和个人负责保密，不得公开。负有保密责任的有关部门、企业和单位应当按照国家有关规定，建立必要的保密制度。向国外转让中药一级保护品种的处方组成、工艺制法的，应当按照国家有关保密的规定办理。

中药一级保护品种因特殊情况需要延长保护期限的，由生产企业在该品种保护期满前6个月，依照本条例第九条规定的程序申报。延长的保护期限由国务院卫生行政部门根据国家中药品种保护审评委员会的审评结果确定；但是，每次延长的保护期限不得超过第一次批准的保护期限。中药二级保护品种在保护期满后可以延长7年。

申请延长保护期的中药二级保护品种，应当在保护期满前6个月，由生产企业按规定程序申报。

国务院卫生行政部门批准保护的中药品种如果在批准前是由多家企业生产的，其中未申请《中药保护品种证书》的企业应当自公告发布之日起6个月内向国务院卫生行政部门申报，并依照规定提供有关资料，由国务院卫生行政部门指定药品检验机构对该申报品种进行同品种的质量检验。国务院卫生行政部门根据检验结果，可以采取以下措施：

①对达到国家药品标准的，经征求国家中药生产经营主管部门意见后，补发《中药保护品种证书》。

②对未达到国家药品标准的，依照药品管理的法律、行政法规的规定撤销该中药品种的批准文号。

对临床用药紧缺的中药保护品种，根据国家中药生产经营主管部门提出的仿制建议，经国务院卫生行政部门批准，由仿制企业所在地的省、自治区、直辖市卫生行政部门对生产同一中药保护品种的企业发放批准文号。该企业应当付给持有《中药保护品种证书》并转让该中药品种的处方组成、工艺制法的企业合理的使用费，其数额由双方商定；双方不能达成协议的，由国务院卫生行政部门裁决。生产中药保护品种的企业及中药生产经营主管部门，应当根据省、自治区、直辖市卫生行政部门提出的要求，改进生产条件，提高品种质量。

中药保护品种在保护期内向国外申请注册的，须经国务院卫生行政部门批准。

四、中药现代化

18. 中药现代化发展的思想和目标是什么

国家科技部和国家中医药管理局等在联合制定的《中药科技现代化发展战略》中定义中药现代化：中药现代化就是将传统中医药的优势、特色与现代科学技术相结合，以适应当代社会发展需求的过程。中药现代化就是以中医药理论和经验为基础，借鉴国际通行的医药标准和规范，运用现代科学技术研究、开发、生产、经营、使用和监督管理中药。同样，这里的中医药理论和经验是指广义的中医理论，中医药理论和经验在中药现代化的地位和作用既包括严格意义上的理论指导，也包括基于中医药理论和经验的各种启示、提示、借鉴和参考。相关的国际标准和规范包括 GAP、GEP、GLP、GCP、GMP、GUP、GSP，贯穿于中药研究、开发、生产、经营、使用和管理的各个环节。中药现代化既包括行为、过程，也包括结果。

（1）中药现代化发展思想的提出和进展　1995 年，国家科委、国家中医药管理局等部门组织召开了有关中医药发展的"香山会议"，会上第一次提出了"中药现代化"的概念。1996 年 7 月，由国家科委组织，国家中医药管理局等 18 个部委完成了"中药现代化发展战略"报告，据此制定的"中药现代化技产业行动计划"经国务院批准，于 1998 年作为国家"九五"科技中之重项目加以实施，由此，中药现代化和国际化引起了全国乃全世界的重视和关注。2001 年 3 月，"现代中药产业化"首次列入国家国民经济和社会发展"十五"计划纲要，国家计委组织实施了现代中药产业化专项，同时国家"十五"科技攻关重大项目"中医现代化研究与产业开发"启动。

2002 年 11 月初，国务院办公厅转发了由科技部、国家计委、国家经贸委、卫生部、国家药品监督管理局、国家中医药管理局、国家识产权局和中国科学院等八部门共同编制的我国第一部中药现化发展的纲领性文件——《中药现代化发展纲要》（以下简称《纲要》）。《纲要》提出：坚持"继承创新、跨越发展"的方针，依靠科技进步和技术创新，构建国家现代中药创新体系。制订和完善现代中药标准和规范，开发一批疗效确切的中药创新产品，突破一批中药研究开发和产业关键性技术，形成具有市场竞争优势的现代中药产业，保持我国中医药科的优势地位，实现传统中药产业向现代中药产业的跨越，为国民济和社会发展及人类健康做出贡献。

《纲要》颁布后，我国不断出台和完善中医药相关政策。

2003 年，政府颁布并开始实施了第一部专门的中医药行政法规——《中华人民共和国中医药条例》，它将多年来党和国家对中医药工作的一系列方针、政策，通过国家行政法规的形式固定下来，对党的中医药政策做了全面高度的概括。

2004 年，国家食品药品监督管理局发布《关于推进中药饮片等类别药品监督实施 GMP 工作的通知》，要求所有中药饮片生产企业在 2008 年 1 月 1 日起必须在符合 GMP 的条件下生产。2008 年实施的《中药注册管理补充规定》细化和明确了关于中药注册管理的要求。我国中药监管体系逐渐走向成熟。

为进一步巩固中药现代化发展成果，2007 年 3 月 21 日，国家科技部、卫生部、中医药管理局、国家食品药品监督管理局等 16 部委联合发布了《中医药创新发展规划纲要（2006~2020年）》。这是继2002年国务院办公厅转发《中药现代化发展纲要》后，又一事关中医药创新发展全局的纲领性文件。

2009年随着新医改方案的推出，我国将坚持立足国情，建立中国特色医药卫生体制定为深化医药卫生体制改革的基本原则之一，提出充分发挥中医药（民族医药）作用；同年5月，国务院又发布了《关于扶持和促进中医药事业发展的若干意见》，指出各级政府要逐步加大投入，落实政府对中医医疗机构的倾斜政策，积极发展以社区卫生服务站为基础的中医药服务。

根据《药品生产质量管理规范（2010年修订）》，中药生产企业（车间）被要求应在2015年12月31日前达到新版药品GMP要求，中药生产要求再一次提高。另一方面，发改委在《医药工业"十二五"（2011~2015）发展规划》中提出，围绕现代中药等重点领域，鼓励优势企业实施兼并重组，支持研发和生产、制造和流通、原料药和制剂、中药材和中成药企业之间的上下游整合；支持同类产品企业强强联合、优势企业并购困难落后企业，促进资源向优势企业集中，实现规模化、集约化经营，提高产业集中度。

2012年，国家中医药管理局编制了《中医药标准化中长期发展规划纲要（2011~2020年）》，作为"十二五"及今后一个时期指导中医药标准化工作的基本依据。

2015年4月，国务院发布两个重要文件——《中医药健康服务发展规划（2015~2020）》和《中药材保护和发展规划（2015~2020年）》；同年12月，《中医药法（草案）》首获国务院通过，并进入人大审议。

2016年2月末，国务院发布《中医药发展战略规划纲要（2016~2030年）》，这是继2009年4月出台国务院关于扶持和促进中医药事业发展若干意见后，国务院又一次就中医药工作进行全面部署。

2016年12月，《中医药法》获第十二届全国人民代表大会常务委员会第二十五次会议通过，自2017年7月1日起施行。

（2）中药现代化的目标　中药现代化的主要目标就是：中药现代化（科学内涵建设）和现代化中药（医药产业开发），也就是要满足人民不断增长和变化的医疗保健需求，全面提升我国民族医药产业，促进中医药事业可持续发展。有人认为，中药现代化的目标就是国际化。中药产品走出国门，走向世界，进入国际医药主流市场，这是一个长远的目标，若作为近期目标，尚不现实。中国国内的医药市场如此巨大，面对入世的挑战，中药产品无论在短期还是在长期，能牢牢把握国内医药市场并辐射到海外华人市场，这就是了不起的胜利和成功。

中药现代化国际化的现实目标应定位在：能与"洋中药"抗衡，敢与国产化学合成药媲美，能与生物制剂比肩；巩固和扩大中药作为食品补充剂或保健品在海外非主流医药市场的占有率，同时逐步摸索出一条出击国际主流医药市场的通道。

19. 中药现代化的基本模式和主要措施是什么

目前中药现代化模式主要有三种：一是在中医理论指导下的现代中药模式；二是在西医理论指导下的化学药模式（包括中草药有效成分的结构修饰）；三是在西医理论指导下的植物药（洋中药）模式。

实现中药现代化，首先要作到思想观念的现代化。也许，化学药模式、植物药模式可能对中医理论发展的直接促进作用不大，但其工艺先进，质量稳定可控，疗效可靠，有市场竞争力，并成为国外发展传统医药和现代医药的成功模式，从某种意义上讲，代表了医药生产力的发展方向，对整个中医药事业以及我国国民经济发展有推进作用。因此，对于中药现代化模式的抉择，我们不仅要"古为今用"，而且要"洋为中用"，化学药和植物药模式不应拒绝，应该积极地吸纳进来。中药现代化是建立在中医理论和经验的基础之上，但也离不开包括西医在内的现代科学技术的强大支持。

（1）加强中药现代化发展的整体规划，建立高效、协调的管理机制　加强对推进中药现代化工作的领导，建立部际联席会议制度，加强沟通协调，促进相互合作，形成有利于推进中药现代化发展的高效、协调的管理机制。各有关部门、各地方应围绕国家中药现代化发展的战略目标和重点任务，结合本部门的职能，根据本地区的优势、特色和实际情况，制定相应的发展规划和重点任务。

（2）建立多渠道的中药现代化投入体系　国家设立中药现代化发展专项计划，加大对中药现代化科技、产业、人才培养等方面的投入。各级地方政府应结合当地区域经济发展总体规划，根据本地区的优势、特色和实际情况，增加对中药研究开发和中药产业的投入。充分利用创业投资机制等市场化手段，拓宽中药新药研究开发和产业化的融资渠道，吸引社会资金投入中药现代化发展。

（3）加大对中药产业的政策支持　国家将中药产业作为重大战略产业加以发展，支持中药产品结构的战略性调整，支持疗效确切、原创性强的中药大品种的产业化开发，鼓励企业采取新技术新工艺及新设备，提升中药产品的科技含量和市场竞争力。国家支持中药企业积极开拓国际市场，参与国际竞争。鼓励中药企业根据国际市场需求，采取多种形式扩大出口，特别是扩大高附加值中药产品的国际市场份额；鼓励中药产品进入国际医药主流市场。中药产品出口按照科技兴贸有关政策执行。推进中药材产业化经营。国家鼓励中药材、中药饮片生产的规模化、规范化、集约化，促进中药材流通方式的改变；鼓励中药工商企业参与中药材基地建设，发展订单农业，保证中药材质量的稳定性。各地对发展中药种植（养殖）应给予各项农业优惠政策支持。中药资源保护、可持续利用和综合开发要纳入国家扶贫、西部开发等计划中予以支持。制订有利于中药现代化发展的价格和税收政策。价格主管部门制订鼓励企业生产经营优质和具有自主知识产权的中药产品的价格政策；对企业引进先进技术和进行工艺技术改造及企业开展中药共性、关键生产技术研究所需进口设备按有关规定给予税收优惠。完善中药注册审评办法。对国家重点支持的中药创新产品实行按程序快速审批，并优先纳入国家基本用药目录和医疗保险用药目录。

（4）加强对中药资源及中药知识产权保护管理力度　从中药资源保护的实际出发，调整保护品种，规范利用野生中药资源的行为，充分体现鼓励中药材人工种植、养殖的基本政策。制订中药行业的知识产权战略，积极应对国际专利竞争。进一步加大执法力度。保护中药知识产权，促进中药创新。加快专利审查速度，缩短审查周期，运用专利制度加速技术产业化，创出经济效益。

（5）加速中药现代化人才培养　适应中药现代化发展需要，有计划地培养造就一批中药学术和技术带头人、高级生产管理和经营人才、国际贸易人才、法律人才、实用技术人才及复合型人才。积极利用中医药专业院校和其他相关专业院校的力量对专业人员进行培训，同时注重在生产和科研实践中培养人才。利用合资合作积极培养国内急需的中医药现代化专门人才，鼓励有关人员出国学习先进技术和管理经验，培养国际性人才。加快科技体制改革，建立有利于人才成长、人才流动的运行机制和环境。

（6）进一步扩大中药的国际交流与合作　截至2016年5月，我国有66种中药材进入欧洲药典，未来的目标是把中医最常用的至少300种中药材纳入欧洲药典。这66种中药，在安全性、质量、疗效等方面有了欧洲认可的标准规范，为中药在国外被认可和接受奠定了基础，是中药成药打开出口通道的第一步。今后，进一步加强中药的国际交流与合作，加强与世界各国和地区在传统医药政策、法规方面的交流，加强传统药物有关标准和规范管理方面的沟通与协作，为中药现代化创造外部条件。加强中医药的文化宣传，展示中医药发展成就和科学研究成果；继续鼓励和支持中医药高等院校和医疗机构在国外开展正规中医药教育和医疗活动，促进中医药更广泛地走向世界，服务于人类健康。

（7）充分发挥中药行业协会的作用　中药行业协会应履行行业服务、行业自律、行业代表、行业协调的职能，发挥在规范市场行为、信息交流与技术经济合作、推动企业技术创新和产品质量提升、保护知识产权及相关权益等方面的作用，积极推进中药现代化发展。

在制定相关标准和法规时，可以通过突出中医药理论指导或强化中医药学的科技文化内涵建设（包括处方依据、用药历史习惯和经验、复方配伍关系、药物相互作用、中草药来源道地性及其安全质量标准等），这样做一方面将是基于保护我国国民、动植物和生态环境安全的需要，同时将有效地缓冲洋中药的长驱直入；此外，可在一定程度上改变国外对中医药的偏见，使之对中医药理论变歧视为正视，变被动适应为主动适应，有助于传统中医药文化的国际交流和传播。

当今，中医药现代化得到了社会各界的关注和重视。中药产业现代化的发展成效显著，我们应继承和发扬中医药传统理论，以科技为动力，以企业为主体，以市场为导向，以政策为保障，充分利用中药资源优势、积极培育中医药市场氛围、逐步实现中药产品结构调整和产业升级，形成具有市场竞争优势的现代中药产业，构建有中国特色的医药卫生体制。